BAINS

DE GUILLON.

OBSERVATIONS

SUR LA NATURE ET LES EFFETS

DE

L'EAU MINÉRALE

SULFUREUSE

DE GUILLON,

PRÈS BAUME-LES-DAMES,

(DÉPARTEMENT DU DOUBS.)

Par L. COILLOT,

Docteur eu médecine de la faculté de Paris, Inspecteur des Bains
de Guillon.

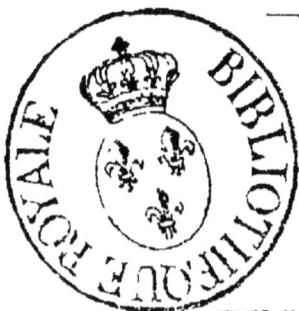

BESANÇON,

IMPRIMERIE DE CHALANDRE FILS.

1827.

BAINS DE GUILLON,

PRÈS

BAUME-LES-DAMES,

(DÉPARTEMENT DU DOUBS.)

———

La source minérale de Guillon, connue dans le pays depuis un temps im-
mémorial, n'a joui d'une certaine cé-
lébrité que depuis environ un demi
siècle. Elle la doit principalement aux
professeurs de l'ancienne faculté de
médecine de Besançon, aux Rougnon,
aux Tourtelle, et surtout à M. le docteur Damotte, médecin distingué de
la ville de Baume-les-Dames.

Dans un mémoire présenté en l'année 1786 à la société royale de médecine de Paris, ce dernier médecin ex-

posa ses recherches sur la composition chimique de l'eau de cette source, en fit connaître les principales propriétés, et rendit compte des cures remarquables opérées sous ses yeux par son usage. Ce mémoire, appuyé de pièces authentiques, obtint l'approbation de cette société savante à laquelle il était adressé ; dans le rapport qui en fut fait par les chimistes DE LA PORTE et FOURCROY, il fut reconnu « que les travaux » de l'auteur, le témoignage des pro- » fesseurs TOURTELLE et ROUGNON, et » ceux des habitans, prouvent suffi- » samment que les eaux de Guillon » sont sulfureuses, et qu'elles con- » viennent dans les maladies de la » peau, des articulations, etc. (1)

(1) Extrait des registres de la société de médecine, séance du 13 juin 1786.

Depuis cette époque, l'expérience, seul bon juge en semblable matière, n'a jamais cessé de confirmer la justesse de ces premiers aperçus, et malgré les obstacles de tout genre, alors opposés par l'état des lieux aux malades qui se rendaient à la source, chaque année de nouvelles guérisons venaient proclamer les effets salutaires de l'eau de Guillon ; partout on en retrouve les preuves les plus convaincantes. « Les » eaux de la fontaine de Guillon..., » est-il dit dans un écrit émané de la » Préfecture du Doubs (1), sont hé- » patiques et efficaces pour combattre » les affections cutanées ; ce qui a été » vérifié par l'expérience, dans le cours » de l'an II. Il fut fait aux ci-devant

(1) Annuaire statistique du département du Doubs, an XII.

» Capucins de Baume, un établisse-
» ment dans lequel on rassembla un
» grand nombre de militaires affectés
» de gales invétérées, critiques, com-
» pliquées d'obstructions, de jaunisse
» et de fièvre. Ces malades furent trai-
» tés avec le plus grand succès, sans
» autre secours que ces eaux employées
» tant intérieurement qu'extérieure-
» ment, comme on peut encore le véri-
» fier dans le journal des malades tenu
» à cet hospice, etc. » Les plus respec-
tables témoignages, celui du médecin
même chargé de surveiller le traitement, déposent en outre que la plupart
de ces infortunés, réduits à un état déplorable de cachéxie et de faiblesse,
étaient, les uns couverts d'ulcérations
hideuses, les autres en proie à la fièvre
et aux alarmans symptômes de l'hy-

dropisie...; presque tous, dans les angoisses de la maladie et de la misère, s'abandonnaient au désespoir. L'eau de Guillon seule les a sauvés, contre leur propre attente. Et, ce qui paraîtra surprenant, c'est que, le plus souvent, un temps fort court suffisait pour assurer les succès de cet unique remède opposé à tant de maux.

Il était donc aisé de prévoir de quelle utilité pourrait être un jour une source minérale douée de propriétés si remarquables; mais pour répandre plus avantageusement ses bienfaits, elle attendait un établissement qui la consacrât dignement à la salubrité publique. Il fallait au moins apporter quelques changemens à l'état des localités, leur donner un autre aspect, pourvoir aux besoins des malades; il fallait surtout réunir les moyens de régulariser l'administration du remède dont la nature n'avait fait que les premiers frais.

Ces réflexions se présentaient sans doute à tous les esprits; elles firent même éclore plusieurs projets; mais c'était au zèle philantropique de MM. Pouillet, de Cusance, que devait appartenir tout le mérite de l'exécution. Devenus propriétaires de la source minérale et des terrains adjaçans, ils n'ont pas hésité de faire tous les sacrifices nécessaires pour remplir enfin l'attente du public et les vœux de l'humanité.

Par leurs soins, un édifice construit sur un plan vaste et commode, s'est élevé sur la source même : les travaux qui assurent la conservation de l'eau minérale, les appareils qui en règlent la distribution sous les formes les plus convenables, y ont été successivement exécutés, et sont prêts à recevoir encore des améliorations importantes.

Aujourd'hui soixante baigneurs peuvent y trouver à des conditions avantageuses :

Des logemens proprement meublés ;

Une table d'hôte bien servie ;

La boisson, les bains, les douches d'eau minérale, et généralement tous les soins réclamés par leur position particulière.

A peu de distance de l'édifice des bains, sont des remises pour les voitures, des écuries pour les chevaux, etc. Des terrasses, des jardins, de jolies promenades situées sur les bords du *Cusancin*, entourent de toutes parts ces constructions, ajoutent à leurs commodités, et contribuent à leur embellissement.

Déjà le succès a répondu à l'attente des propriétaires, et justifié leurs espérances. Non-seulement les propriétés médicinales, anciennement attribuées à l'eau minérale sulfureuse, se sont trouvées vérifiées ; de nouvelles observations en ont encore fait reconnaître d'autres non moins précieuses. Il est bien constaté maintenant qu'elle convient dans les obstructions et les engorgemens indolens des glandes et des viscères ;

Dans les menstruations difficiles, les leucorrhées, les pâles-couleurs, et plusieurs autres affections particulières au sexe féminin ;

Dans tous les catarrhes anciens, quelqu'en soit le siége, et dans une foule de maladies chroniques dépendant de la faiblesse ou de l'irritabilité excessive des organes de la digestion.

Elle est également utile dans les tumeurs blanches articulaires, les rhumatismes chroniques, et les débilités des systèmes musculaire et nerveux.

Enfin elle guérit la plupart des maladies de la peau.

Placé dans un site agréable et pittoresque, le nouvel établissement réunit, dans la belle saison, une société de baigneurs dont le nombre s'est progressivement accru. Ce n'est point à Guillon, sans doute, qu'il faut venir chercher les habitudes de la ville ; mais on peut du moins se promettre de trouver désormais les principales commodités de la vie, à côté du remède que la nature a voulu placer au milieu des bois

et des rochers. Là, le calme de la solitude, une douce liberté, l'aspect des
montagnes, l'air vif et pur des bords
du *Cusancin*, viennent contribuer encore à l'action salutaire des eaux, et
réunir toutes les circonstances propres
à rendre ce séjour plus digne de l'in-
dulgence et de la faveur des personnes
intéressées à le visiter.

OBSERVATIONS

SUR

LA NATURE ET LES EFFETS

DE

L'EAU MINÉRALE

SULFUREUSE

DE GUILLON.

∝∝

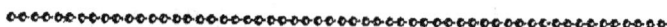

ARTICLE PREMIER.

———

SOURCE.

Propriétés physiques et analyse de l'eau minérale
de Guillon.

La source de Guillon est située à six lieues
est de Besançon, à une lieue *est-sud-est* de
Baume-les-Dames, et à cinq cents pas environ du petit village auquel elle doit son
nom. Elle occupe une des plus belles localités
du joli vallon de Cuisance, entre deux montagnes très-élevées, l'une au nord, connue
sous le nom de *Côte des Vignes et des Bessenots;*
l'autre au midi, appelée *le Mont de Guillon,* au
pied duquel elle se fait jour.

Autrefois on la voyait « couler paisible-
» ment et avec égalité sur un lit de pierre
» blanchâtre (*de la nature des schistes*), et assez
» dure pour donner des étincelles en se bri-
» sant sous le choc de l'acier. Plus bas, on
» trouvait une terre marneuse noirâtre, onc-
» tueuse et très-maniable, et toujours cou-
» verte de dépôts sulfureux. » (*M. Damotte,*
Mémoire présenté à la société royale de méde-
cine, 1786.)

Les eaux de la source minérale allaient ensuite se perdre dans le *Cusancin,* rivière qui
coule à très-peu de distance. « On a toujours
» observé, et les pêcheurs du pays l'attestent,
» que le poisson fuyait cette partie de la ri-
» vière où les eaux de la source viennent se
» mêler. Si on en trouve, c'est du poisson
» mort, qui est rejeté sur l'une ou l'autre
» rive : il est probable que l'odeur hépatique
» chasse ou tue ces animaux. Elle est si forte
» durant les temps secs, soit d'hiver, soit
» d'été, qu'elle se fait sentir à plus de mille
» pas loin de son origine. » (*Mémoire cité.*)

Les dernières fouilles pratiquées pour l'ex-
ploitation de l'eau minérale, ont fourni la
preuve qu'aucune filtration d'eaux étrangères
ne peut venir en altérer la pureté. Lente-
ment préparée dans les entrailles des monta-

gnes environnantes, et amenée par de loin-
tains conduits, c'est par un trajet vertical
dont la profondeur reste inconnue, qu'elle
arrive à la surface du sol, et se rassemble
dans les deux bassins qu'on lui a creusés.
Aussi sa transparence, sa température et
ses autres qualités sensibles restent-elles à peu
près invariables. Aucune pluie, aucun orage,
n'ont jamais paru y apporter de notables
changemens, seulement son abondance est
un peu plus grande en hiver qu'en été, circonstance commune à toutes les sources minérales connues.

I. *Propriétés physiques.* L'eau de Guillon est
limpide, incolore, douce et molle au toucher, d'une saveur un peu fade, difficile à
apprécier. Son odeur, très-prononcée, offre
un des caractères saillans qui la distinguent
essentiellement de toutes les eaux de la con-
trée. C'est celle de *l'hydrogène sulfuré;* son
abondance est telle, qu'aux époques des plus
grandes sécheresses elle fournit trois muids
par heure, quantité suffisante pour le service
des bains. Dans les temps ordinaires elle est
un peu plus considérable.

Sa pesanteur spécifique surpasse celle de
l'eau de rivière; elle est à celle de l'eau dis-
tillée comme 1,017 est à 1,000.

Plusieurs essais, tentés pour déterminer sa température, ont prouvé qu'elle ne varie pas d'un demi degré, quelle que soit la différence des saisons. Au mois de février 1825, un thermomètre centigrade qui marquait 5° à l'air extérieur, ayant été plongé dans le bassin de la source, s'y éleva à 13° ½. Dans les chaleurs de l'été, le même thermomètre y indiquait 13° ¾; en mai 1827, on a trouvé encore 13° ½.

Cette eau est agréable à l'estomac et passe très-bien. On en peut boire aisément plusieurs litres par jour. Ses effets ordinaires sur le corps humain se manifestent par l'augmentation de la plupart des sécrétions. (*Voyez* l'article III.ᵉ)

II. *Analyse.* Nous possédons plusieurs *analyses* de l'eau de Guillon. La manière dont elle se comporte avec les réactifs chimiques, la propriété qu'elle a d'altérer la couleur de l'or, de noircir l'argent dans l'espace de quelques minutes, de former avec l'émétique un précipité jaune-orangé très-abondant, et beaucoup d'autres épreuves de ce genre, avaient depuis long-temps révélé aux observateurs les principaux élémens de sa composition. La sélénite (*sulfate de chaux*), la terre calcaire (*sous-carbonate de chaux*), le sel marin (*hydrochlorate de soude*), l'air fixe (*acide carbonique*), et un autre gaz aujourd'hui connu sous le nom d'*acide hydrosulfurique* ou gaz *hydrogène sulfuré*, tous ces principes, nouvellement retrouvés à l'aide de procédés analytiques perfectionnés, avaient déjà été mis en évidence par les intéressans travaux de M. le docteur Damotte.

En 1820, MM. Pouillet envoyèrent à Paris le résidu de l'évaporation de vingt-cinq litres d'eau de leur source, et en sollicitèrent l'analyse auprès de M. Thénard. Nous transcrivons ici les résultats des expériences de ce célèbre professeur :

	grammes.	
Résidu.	12,493	
Sel marin.	6,900	
Sous-carbonate de chaux. . . .	4,538	
Sous-carbonate de magnésie. .	» »	quantités
Sulfate de chaux.	» »	indéterminées.
TOTAL. . . .	11,438	

Cette analyse ne fait que déterminer approximativement la quantité et les proporsions relatives des différens sels contenus dans une masse donnée d'eau minérale. Celle qui va suivre aura l'avantage de présenter d'un seul coup d'œil le tableau complet de tous ses élémens tant fixes que gazeux. C'est au

zèle éclairé de M. Bosc et à l'habileté bien
connue de M. Desfosses , pharmacien, que
nous la devons. Ces deux chimistes, opérant
sur 5oo grammes de liquide pris à la source
et transporté à Besançon , ont trouvé :

	grammes.
Hydrochlorate de soude, (sel marin.). .	0,126
Sous-carbonate de chaux.	0,050
Sous-carbonate de magnésie.	0,027

	centimètres cubes.
Gaz hydrogène sulfuré. (1).	10,166
Gaz acide carbonique.	10,666
Gaz azote.	0,750

Tel est le précis des recherches faites jusqu'à ce jour sur la nature intime de l'eau minérale de Guillon. Elles indiquent une grande
analogie de composition avec celle d'Enghien
ou de Montmorency ; et malgré les inexacti-
tudes que le transport, le séjour de l'eau
dans des vases mal fermés, et beaucoup d'autres circonstances, ont dû nécessairement apporter dans les résultats ; malgré la certitude

(1) M. Marcellin Pouillet, élève de M. Thénard, et
frère du jeune et savant professeur Pouillet, en répé-
tant cette analyse sur les lieux, a trouvé dans l'eau de
la source une beaucoup plus grande proportion de gaz
hydrogène sulfuré. Il attribue cette différence à la perte
ou à la décomposition de ce gaz pendant son séjour
dans les bouteilles. M. Pouillet a aussi reconnu la présence des *sulfates* indiqués dans l'analyse de Thénard.

où nous sommes *qu'aucune bonne analyse ne peut être faite que sur les lieux et à la source même*, elles suffisent déjà pour lui assurer un rang distingué parmi les eaux sulfureuses de la France. Les eaux de Luxeuil, de Bains, de Plombières, entièrement privées de gaz *hydrogène sulfuré*, ne peuvent pas plus lui être comparées sous le rapport chimique que sous celui des propriétés médicinales; l'eau de Bourbonne en diffère également sous ce double point de vue.

La nature n'a pas répandu partout les mêmes bienfaits : les plaines fertiles, les immenses forêts qu'elle livre à notre industrie, nous font aisément oublier qu'elle nous a refusé ces sources *sulfureuses thermales*, qui jaillissent brûlantes du sein des glaces éternelles des Alpes et des Pyrénées. A Guillon, comme à Enghien, on est obligé d'échauffer artificiellement l'eau minérale qu'on destine aux bains, aux douches, etc. ; mais cette opération, qui n'a guère d'autre inconvénient que de multiplier les frais de l'établissement, est conduite avec les précautions convenables, pour prévenir autant que possible l'évaporation des gaz. On s'est assuré que l'eau de Guillon peut supporter un degré de chaleur de beaucoup supérieur à quarante degrés, sans courir le risque d'éprouver la moindre décomposition. Or, cette température sera toujours plus que suffisante pour les besoins ordinaires. Ce serait d'ailleurs une erreur de penser que le degré de chaleur qui dégagerait les principes volatils enchaînés par la compression dans une eau minérale artificielle, serait également capable d'enlever ces mêmes principes, plus intimément combinés dans les eaux des sources minérales. Les expérimentateurs savent très bien qu'une grande différence existe sur ce point, entre les produits de l'art et ceux de la nature. Et, pour le dire en passant, cette différence, toute à l'avantage des derniers, sera peut-être longtemps encore un obstacle invincible à leur parfaite imitation.

Il n'existe encore aucune recherche sur ce qu'on appelle les *boues de Guillon*. Ce sont les dépôts que l'eau de la source minérale laisse sur tous les corps avec lesquels elle est en contact prolongé. — Les bassins de l'établissement en sont tapissés, et l'on peut en retirer des quantités considérables. En les examinant, on voit que ces prétendues *boues* sont formées d'un assemblage de filamens grisâtres, *feutrés,* et offrant un tissu inextricable, d'une consistance et d'une solidité remarquables. Il s'en échappe un liquide noir, d'une fétidité extraordinaire ; celui-ci seul a l'apparence d'une boue véritable.

Séchées au feu ou au soleil, ces productions singulières se réduisent en pellicules minces, légères et flexibles ; lorsqu'on les calcine sur un fer rougi, la fumée qui s'en dégage répand l'odeur du gaz acide sulfureux. Voilà bien la présence du soufre dévoilée, mais en quelle proportion existe-t-il dans ces dépôts ? quelle est la nature de leur réseau feutré, du liquide noir et gluant qui s'en écoule, des résidus de la calcination ? etc., etc. Ce sont là autant de questions que des expériences suivies pourraient seules résoudre d'une manière satisfaisante.

~~~~~~~~~~~~~~~~~~~~~~~~~~~~~~~~~~

ARTICLE DEUXIÈME.

———

Régime des Baigneurs.

C'est à jeûn, lorsque les organes digestifs sont dans un état de vacuité, que l'absorption des liquides déposés dans l'estomac s'opère avec une plus grande facilité. A leur lever, et avant d'entrer au bain, les malades ont coutume de descendre à la source, et d'y boire de temps à autre quelques verres d'eau minérale, dont ils favorisent la digestion par un tour de jardin. D'autres entrent au bain avant de commencer de boire. L'eau minérale y passe ensuite plus rapidement aux différens sécréteurs.

La quantité de boisson qu'il convient de prendre, dépend de tant de circonstances particulières, qu'il serait difficile de la prescrire d'une manière générale. Il est des malades qui, dans leur matinée, peuvent boire quatre litres sans en être incommodés. Un litre ou deux suffisent au plus grand nombre.

La température et la durée des bains et des douches sont réglés d'après l'exigeance des cas ; mais il est rare qu'il soit utile de prolonger la douche au-delà d'un quart d'heure. Le bain est ordinairement d'une heure ; la température qui convient au plus grand nombre est de 25 à 30 degrés centigrades.

En sortant du bain ou du cabinet de douches, on évite l'action souvent dangereuse de l'air frais sur la peau, devenue plus impressionnable à raison de l'humidité qu'elle retient et du relâchement opéré par l'eau chaude ; alors il est prudent de rentrer au lit, et d'y passer une heure ou deux. Il est même utile d'y favoriser la transpiration au moyen de quelque boisson chaude et restaurante. Lorsqu'enfin le calme a succédé à l'excitation générale déterminée par le bain, on s'habille, et en attendant le dîner on va chercher le soleil sur la terrasse des bains ou sur le penchant de la montagne opposée, si mieux l'on n'aime respirer l'air plus vif des bords du *Cusancin*. A midi, l'on entre à table au son de la cloche. L'appétit des baigneurs, excité par la boisson, le bain et la promenade, ne permet pas un plus long retard. Nous ne parlerons pas des mets choisis et variés servis aux convives ; c'est aux amateurs de la bonne chère qu'il appartient d'apprécier la truite du Cusancin, la carpe du Doubs, le gibier des forêts voisines. Ils connoissent également la renommée de ces gelées transparentes, de ces conserves savoureuses, qui figurent au dessert à côté des fruits de la saison. On sait que leur confection en grand est devenue aujourd'hui, pour la ville de Baume-les-Dames, une branche importante d'industrie et de commerce.

Après le repas, on va visiter les fabriques des environs, les papeteries, les sources du Cusancin, les ruines pittoresques du vieux château qui jadis défendait l'entrée supérieure du vallon. Un peu plus loin, les curieux peuvent se donner le spectacle d'une île flottante ; ou bien, dirigeant leur course d'un autre côté, il vont admirer la belle glacière de la Grâce-Dieu, l'une des plus remarquables curiosités naturelles de la province. L'année dernière, tous les baigneurs, munis de leurs provisions, partirent ensemble à cheval et en chars ; et ces voûtes glacées, qui, depuis tant de siècles, offrent leurs merveilles aux méditations du physicien et du naturaliste, se virent tout-à-coup changées en une salle de festin.

Si le mauvais temps ne permet pas de sortir, le jeu de billard et d'autres récréations occupent les loisirs des jeunes gens ; mais qu'un rayon de soleil perce la nue, l'équitation, la pêche ou la chasse obtiennent généralement la préférence.

Ce sont ces exercices salutaires, ces mouvemens actifs imprimés à l'organisme, qui, aidés des autres influences hygiéniques, concourent à réparer les maux sans nombre que traînent à leur suite les veilles, les inquiétudes, les excès de tous genres, aussi bien que la mollesse d'une vie trop sédentaire.

Et quel puissant auxiliaire des vertus de l'eau minérale, que l'air qu'on vient respirer

dans un vallon peuplé d'octogénaires ! N'est-
ce pas lui qui, se combinant au sang et aux
humeurs revivifiées dans l'acte de la respiration, devient pour tous les organes un
véritable aliment réparateur? Qui peut douter
que, par ses qualités nuisibles ou salutaires,
ce fluide vivifiant qui nous entoure, nous
enveloppe, nous presse et nous pénètre en
tous sens ; ce fluide, au dépend duquel s'en-
tretiennent et se perpétuent tous les actes de
la vie, et sans lequel toutes les fonctions
périroient à-la-fois, soit plus que tout le reste
capable d'opérer sur notre constitution les
changemens les plus importans et les plus
décisifs ? Habitans des cités populeuses,
qui ne craignez pas d'emprisonner avec vous
l'atmosphère dans les limites étroites de vos
murailles, voulez-vous reconquérir une portion de la vie et des forces que vous immolez
à des avantages réels peut-être, mais toujours
trop peu dignes d'envie pour être si chère-
ment acquis ? Venez dilater vos poumons
dans l'air libre et mobile de nos montagnes !
Vos organes excédés se lassent à la fin des
gênes et des tortures que vos habitudes, vos
nécessités sociales, ne cessent de leur infliger.
L'air de nos montagnes leur restituera le
degré d'énergie et de vitalité qu'ils ont per-

dus. Il raffermira vos nerfs, ranimera la
langueur de vos digestions, rafraîchira votre
sang, et rendra à son cours cette heureuse
liberté qui dissipe les stâses, discute les obstructions, éteint les phlegmasies, et triomphe
de la mélancolie et de l'hypocondrie beaucoup plus sûrement que ne pourroient cer-
tainement faire toutes les prétentieuses for-
mules d'une médecine hors de saison. Voyez
dans l'enceinte resserrée de vos maisons, de
vos écoles, de vos manufactures, une foule
d'êtres languissans et maladifs, se disputer
les restes impurs de l'élément que la nature
s'est plu à prodiguer ailleurs à ses enfans.
Tristes, décolorés, à peine savent-ils peut-
être ce que sont les vents, le soleil, la lumière
du jour. Les uns, retenus par d'assidus travaux, végètent au fond de quelque réduit
humide, obscur, où ils s'emprisonnent
volontairement. D'autres, plus infortunés
encore, s'exposent sans précautions aux émanations les plus pernicieuses, et renouvellent
chaque jour la lente asphyxie à laquelle ils
sont condamnés par état. Plusieurs, destinés
à périr, ignoreront peut-être jusqu'au dernier
instant la cause à laquelle ils succombent.
C'est ainsi que des classes entières de la société souffrent, dégénèrent, et transmettent

à leur postérité le germe des maladies qu'elles ont puisés au sein d'habitudes d'autant plus meurtrières, qu'on n'en signale point assez tous les dangers. Le remède pourtant n'est pas loin : en attendant les lois sanitaires qui doivent un jour favoriser la libre circulation de l'air et de la lumière dans toutes les habitations (1), que les victimes des influences délétères n'épargnent rien pour s'y soustraire. Qu'elles viennent respirer l'air de nos montagnes. C'est ici que la santé les attend, sous un ciel dont les inclémences même et les orages seroient pour elles des faveurs sans prix.

Après la promenade, quelques malades prennent un second bain ; le plus grand nombre se contente de boire encore quelques verrées d'eau minérale.

A huit heures on sert le souper.

(1) Ne pourrait-on pas concilier les intérêts du fisc avec ceux de la chose publique, en supprimant l'impôt *sur les portes et fenêtres*, sauf à augmenter au besoin celui qu'on établirait *sur le toisé matériel de la maçonnerie*, en excluant de ce *toisé* les ouvertures quelconques pratiquées dans les murs ?

ARTICLE TROISIÈME.

Propriétés médicinales de l'eau de Guillon considérées
en général.

§ I. DE LA BOISSON.

Prise en boisson, l'eau de Guillon agit sur
les organes digestifs à la manière des excitans légers. En général elle augmente la sécrétion de la bile, réveille l'appétit, provoque
les urines et favorise la transpiration.

A la dose de deux ou trois litres, à jeûn,
elle devient assez souvent purgative. Cet
effet, toujours salutaire, semble être plus
particulièrement éprouvé par les personnes
naturellement difficiles à purger par les moyens
ordinaires. Quelques verrées d'une eau minérale limpide et fraîche deviennent alors plus
avantageuses que la plupart de ces nauséeuses
préparations qui, sous des noms plus sédui-
sans que mérités, n'ont trop souvent d'autres
résultats que d'abreuver de dégoût la docilité
des malades.

Lorsqu'une fois l'effet purgatif a eu lieu,
il est rare qu'il persiste : en vain même élè-

veroit-on la dose de la boisson ; au bout de quelques jours on ne seroit plus purgé.

On a vu d'autres fois des diarrhées opiniâtres cesser par l'usage de cette boisson. Mais une considération attentive des dispositions individuelles et des modifications de sensibilité qui les distinguent, rendent aisément raison de ces effets, en apparences opposés, du même agent thérapeutique.

Constamment la sécrétion urinaire est augmentée par l'usage interne de l'eau minérale. Dans quelques cas l'urine se trouble, et dépose un sédiment plus ou moins abondant. En 1825, un malade tourmenté d'accès de goutte, présenta cette particularité. En même temps qu'il fut purgé par l'effet de la boisson, il rendit avec les urines une matière briquetée fort abondante, espèce de crise salutaire qui fut immédiatement suivie d'un soulagement marqué.

Des observations analogues doivent engager les médecins à recommander l'eau de Guillon à la classe nombreuse des individus du sexe masculin, qui, par inertie des reins, de la vessie ou de l'urêtre, éprouvent diverses incommodités résultant d'un retard fâcheux dans l'élimination de principes excrémentitiels, dont il importe que l'économie soit

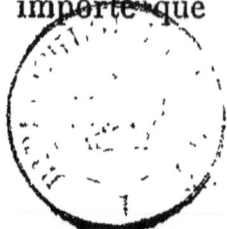

complètement débarrassée par les voies urinaires. Ceux qui éprouvent les atteintes de la
goutte, de la gravelle, et ceux dont les urines
habituellement rares, sont très-colorées,
fortement odorantes et de difficile excrétion,
nous paroissent être dans ce cas. Mais combien d'autres personnes d'une complexion
d'ailleurs robuste, voient leur santé se compromettre par la seule raison, trop souvent
méconnue, que chez eux, avec les progrès de
l'âge, l'action du rein ne suffit plus à purger
leur sang et leurs humeurs des nombreux sels
concrescibles que l'abus des viandes et de la
bonne chère y accumulent incessamment (1)!
Aidée d'un régime convenable, l'eau de
Guillon est assurément très-propre à dissiper
en peu de temps ces inconvéniens, soit en
atténuant ces substances nuisibles par une

---

(1) M. Dumas a constaté la présence de l'*urée* dans
le sang de l'homme. On ne peut guère douter que les
acides *urique*, *phosphorique*, et leurs combinaisons
avec la *chaux*, la *magnésie*, la *soude*, etc., ne s'y
retrouvent également. Ces sels forment la matière ordinaire des concrétions urinaires et des tophus de la goutte.
Or, M. Magendie a démontré que l'introduction de
l'acide *urique*, en particulier, dans l'économie, dépend
absolument de la nature des alimens, puisque cet acide,
toujours présent dans l'urine des carnivores, en dis-
paraît lorsqu'on les a soumis à un régime purement
végétal.

action toute chimique , soit encore en stimulant les organes chargés de les séparer de la
masse des fluides , et de les expulser sans
retour.

Les propriétés qui rendent cette boisson
diurétique et légèrement purgative , s'éten-
dent à d'autres évacuations non moins importantes. Sous leur influence, la perspira-
tion cutanée et l'exhalation qui s'opère à
la surface interne des poumons, prennent un
nouveau degré d'activité. Ces fonctions, dont
la mesure est si souvent celle de la santé (1),
sont d'ailleurs favorisées par l'emploi du bain
chaud, et des exercices convenables.

Quelle énergie nouvelle le concours de ces
moyens n'est-il pas capable d'imprimer aux
puissances nerveuse et circulatoire , lorsqu'il
s'agit de s'opposer aux funestes concentrations qui oppriment les viscères dans les
maladies chroniques , et de rappeler sur les

---

(1) Les longues recherches de Sanctorius , entr'autres
curieux résultats, établissent en fait que la peau et le
poumon rejettent du corps humain, sous forme de
transpiration insensible, environ les cinq huitièmes des
alimens et des boissons. Celles de Lavoisier et Seguin,
de Legallois, etc., déterminent les proportions relatives des exhalations pulmonaire et cutanée, et la
quantité de chaleur produite ou perdue dans l'exercice
de ces fonctions.

surfaces muqueuses et cutanées , le degré d'activité vitale qui leur manque.

Il est hors de doute que ce soit à ce mode d'action de l'eau minérale, qu'il faut particulièrement attribuer une grande partie des guérisons opérées à Guillon, et les heureux et prompts changemens qu'y subissent presque toujours les rhumatismes , les catarrhes chroniques , les maladies de la peau, et des systèmes lymphatiques et sanguins.

Alors même que la boisson n'excite aucune évacuation sensible, l'expérience prouve encore l'utilité de ses effets. Aucun médecin n'en sera surpris, lorsqu'il réfléchira au mode d'action attribuée aux médicamens *altérans* et *dépuratifs*. Le succès de ces remèdes, pour n'être pas marqué par des mouvemens extraordinaires des organes excréteurs, n'en est pas moins bien constaté. Ne sait-on pas que le *mercure*, le *quinquina* et la plupart des remèdes héroïques les mieux éprouvés, n'agissent pas autrement, lorsqu'ils guérissent les maladies auxquelles la pratique médicale les consacre? Pourquoi une eau minérale, douée de qualités très-saillantes, et contenant des agens aussi puissans, n'auroit-elle pas aussi ses médications spécifiques? La guérison de la gale, par le seul usage de la boisson. tran-

cheroit, ce semble, la question affirmative-
ment, surtout dans l'opinion des médecins,
qui attribuent l'apparition de ses boutons
vésiculeux à la présence d'un animalcule. (1)
Pour expliquer ce résultat aussi prompt que
singulier, il suffiroit dans cette hypothèse, de
supposer que l'existence de ces petits êtres
animés est incompatible dans l'économie
avec celle de l'hydrogène sulfuré, qui, à un
certain degré de concentration, les tue ou
les expulse. Au surplus, que ce soit seulement en modifiant la réaction des solides sur
les fluides animaux, comme le veulent les
solidistes exclusifs ; ou bien encore plus di-

(1) Moufet, F. Rédi, Cestoni, Linnée, Morgagni, et
beaucoup d'autres observateurs plus modernes, ont vu
et décrit l'insecte microscopique, regardé par plusieurs
médecins comme la cause matérielle de cette maladie.
La marche de l'éruption, les démangeaisons, la con-
tagion qui en fait le caractère essentiel, tout se trouve
expliqué par la présence et la propagation de *l'acarus
scabiei.* Il paraît que les membrànes muqueuses elles-
mêmes ne sont point exemptes de leur genre de ver-
mine, si l'on en croît les observateurs qui disent avoir
découvert une foule de petits êtres animés dans les matières rendues par des malades épidémiquement atteints
de dyssenterie. Rien jusqu'ici, au reste, ne peut justi-
fier l'opinion de ceux qui voudraient admettre l'existence
de semblables êtres dans les dartres. On sait d'ailleurs
que les véritables dartres ne sont nullement conta-
gieuses.

rectement, en agissant sur la composition et
la vitalité même des fluides organiques; enfin,
que ce soit ou non en détruisant sur place
les causes matérielles de certaines maladies,
que l'eau sulfureuse parvient à changer une
constitution humorale vicieuse, et à *purifier
la masse du sang;* ce sont là autant de questions dont la solution seroit plus curieuse
qu'utile dans l'intérêt des malades auxquels
nos réflexions s'adressent. Il leur importe
surtout de bien constater les résultats que
nous leur annonçons, et une fois guéris, peu
d'entr'eux voudront demander compte à la
nature des procédés employés par elle au
soulagement de leurs maux.

La simple énumération des principales propriétés médicinales de l'eau de Guillon, ex-
plique d'avance comment elle parvient à
remplir des indications diverses dans le traitement des infirmités humaines. Rassemblant
en elle seule les vertus attribuées séparément à
des substances médicamenteuses très-variées,
on la voit tour-à-tour devenir *délayante* et *éva-
cuante, apéritive* et *corrective, altérante* et *dépu-
rative :* en sorte qu'à l'aide de quelques changemens appropriés dans les doses, dans les
objets de régime, etc., elle peut presque toujours atteindre le but qu'on se propose, et

convenir aux tempéramens, aux âges, aux habitudes les plus opposés, et, ce qui ne doit plus paraître extraordinaire, aux symptômes qui présentent le moins d'analogie entr'eux.

Certes, nous n'avons pas la ridicule prétention d'ériger en remède universel, une eau minérale assez recommandable par ses vertus réelles et incontestables, pour pouvoir se passer des louanges outrées et des prestiges dont abusent le charlatanisme et l'engouement.

Oui, il est des cas nombreux où l'eau de Guillon n'a obtenu aucun effet satisfaisant, et nous aurons occasion de les signaler ; mais s'imaginer, comme certaines gens, que ses effets se bornent à la guérison de quelques dartres, serait une erreur non moins préjudiciable que celle qui porterait à croire à l'universalité de ses bons effets.

Indépendamment des succès obtenus dans le traitement des maladies déjà mentionnées, des *dartres*, des *teignes* et autres éruptions, un grand nombre d'observations prouvent qu'elle convient aux *rhumatismes chroniques*, aux anciens *catarrhes*, parmi lesquels il faut ranger les *leucorrhées* ou écoulemens blancs, si désolans pour le beau sexe. Un de ses effets ordinaires est encore d'*augmenter les règles*, et de les rétablir lorsqu'elles sont retardées ou supprimées. La douche et les bains favorisent singulièrement ces résultats, dans les *pâles couleurs* et autres *affections particulières aux femmes*.

L'eau minérale est également utile dans beaucoup de nuances de la *gastrite chronique*, surtout dans celles que la faiblesse et l'irritabilité nerveuse des organes digestifs semblent plus particulièrement caractériser ; d'autres fois des *engorgemens lymphatiques*, des *embarras*, des *obstructions* des viscères du bas-ventre, ont cédé à l'emploi bien dirigé des bains et de la boisson.

Parmi les affections nerveuses simples ou compliquées qui ont été guéries, on a remarqué des *hypocondries* et autres *névrôses*, des *névralgies* douloureuses, etc.; et l'on peut en dire autant d'une foule d'incommodités vraisemblablement occasionnées et entretenues par le retard habituel de certaines excrétions dont au reste l'évacuation ne pourrait pas toujours être provoquée par les purgatifs, les diurétiques ou les sudorifiques ordinaires, sans faire violence aux organes irrités, et sans compromettre des fonctions dont l'équilibre facile à troubler ne se rétablit pas toujours aussi aisément.

En buvant cette eau minérale, on ne doit donc pas s'attendre à ces secousses brusques et rapides, telles qu'on les conçoit, lorsqu'il s'agit de certaines substances actives dont les effets passagers ne s'adressent, pour ainsi dire, qu'aux premières voies, et que la nature étonnée repousse et rejette presqu'aussitôt qu'elle les admet. Son action, en quelque sorte *chronique*, comme les causes morbifiques qu'elle est destinée à combattre, attaque moins vivement nos organes, mais les changemens qu'elle opère, si j'ose le dire, en caressant leur sensibilité, n'en sont que plus persistans et plus assurés. Prise avec plaisir, agréable à l'estomac, elle pénètre et se répand insensiblement jusque dans les dernières fibres de nos tissus. Elle y coule, elle y circule avec le sang, se fond avec les humeurs, et finit par s'identifier avec tous les élémens qui composent l'ensemble de l'organisme.

L'eau de Guillon peut donc être définie, « un *médicament général*, en ce sens qu'il agit » sur toute la machine ; un médicament qui » opère des révolutions lentes, mais par cela » même plus sûres et plus permanentes ; un » médicament qui joint enfin toute la dou- » ceur convenable à tout le degré d'activité » nécessaire. » (*Bordeu.*)

2

D'après ce qui précède, on conçoit de quelle ressource peut être un pareil agent dans le traitement des maladies chroniques, où il faut aller droit à la cause, subjuguer les habitudes vicieuses de nos organes, et travailler à la lente récomposition de nos fluides altérés, pour parvenir enfin à la régénération successive de notre constitution ; car c'est de tout cela qu'il s'agit si l'on veut compter sur des succès durables.

C'est à une heureuse combinaison de ses principes fixes et gazeux, que l'eau minérale de Guillon est redevable des propriétés que nous venons d'examiner, et qui la rendent susceptible des applications les plus variées. Les premiers de ces principes (*sels de soude, de magnésie, etc.*), lui communiquent une partie des vertus laxatives dont elle jouit. Parmi les seconds, l'*acide carbonique*, avec les autres gaz', concourt à la rendre plus légère à l'estomac, et de plus facile digestion. Ce doux stimulant, qui, comme on sait, se trouve en d'autres proportions dans l'eau de Seltz, la bierre et les vins mousseux, provoque toujours la sécrétion urinaire et la transpiration insensible.

De son côté, l'*acide hydrosulfurique* (*hydrogène sulfuré*), tempère les effets excitans de l'acide carbonique , et paraît agir d'une manière spéciale sur la vitalité du foie, dont il réveille les fonctions dans la plupart des affections morbides auxquelles *Reil* et *Stoll* assignent un caractère bilieux.

Le même gaz a sur les nerfs une action non moins réelle, quoique trop peu étudiée peut-être ; il nous paraît digne d'occuper une place distinguée parmi les anti-spasmodiques fétides , dont il ne partage pas les propriétés irritantes. C'est un *sédatif* puissant, et quelques faits nous portent à croire que l'art pourrait en tirer un très-grand parti dans certaines convulsions et dans un grand nombre d'autres symptômes déterminés par une anomalie spéciale des fonctions nerveuses. Nous ne doutons pas que, dans les proportions où il se trouve dans l'eau minérale, il n'agisse en ce sens dans beaucoup de cas.

Il est encore moins douteux que ce soit à sa présence et à son action qu'on doive attribuer la guérison des maladies de la peau.

Dans la composition de l'eau de Guillon, l'*hydrogène sulfuré* est donc l'élément auquel elle doit ses qualités les plus saillantes , considérées sous le point de vue médical, comme sous le rapport chimique. C'est lui qui assigne son rang parmi les eaux minérales sulfureuses, et lui assure déjà la juste préférence que les connaisseurs lui accordent sur toutes les autres eaux minérales de nos contrées. Terminons ces remarques par l'énonciation d'un fait assurément bien propre à inspirer aux malades un nouveau degré de confiance.

Si, le flambeau de la physiologie à la main, nous reportons un moment nos regards sur les différentes analyses de l'eau de Guillon, nous reconnaîtrons bientôt avec surprise que, parmi les élémens de sa composition, il n'en est aucun qui déjà ne fasse naturellement partie du corps humain lui-même, jouissant de tous les attributs de la vie et de la santé.

En effet, sans parler de l'*eau* qui, comme on sait, entre toujours en si grande proportion dans la composition de tous les êtres organisés, ne voyons-nous pas l'*acide carbonique*, abondant produit de l'exercice des plus importantes fonctions, continuellement circuler au sein de nos organes, et s'en échapper par torrens à la surface de la peau et des membranes muqueuses? L'*hydrogène sulfuré*, quoiqu'en plus faibles proportions, se rencontre en nature dans le canal intestinal de l'homme, et paraît être, comme le précédent gaz, un des produits nécessaires du double mouvement de composition et de décomposition qui constitue toute la vie végétative. La présence de l'*azote* forme le caractère chimique essentiel de toutes les matières animales. Vivantes ou mortes, *elles en sont faites.* Solidifié dans nos chairs, liquéfié dans nos humeurs, l'*azote* est sans cesse exhalé ou absorbé, pris ou rendu à l'atmosphère, par tous les points de notre surface. La chimie prouve enfin que les *sels de soude, de chaux,* etc., qui sont dissous dans l'eau minérale de Guillon, se retrouvent également dans l'analyse comparée de nos humeurs. D'où il résulte que cette boisson, n'introduisant réellement au sein de l'économie vivante, aucun corps, aucun principe qui lui soit étranger, ne peut faire que changer les proportions des matériaux que les forces vitales mettent en œuvre dans les actes conservateurs de notre existence.

De toutes les conjectures qu'un pareil fait peut suggérer, il faudra au moins en admettre une : c'est qu'il est impossible d'imaginer un remède mieux approprié à la nature de nos organes.

Les baigneurs ont coutume de boire l'eau minérale à la source ; plusieurs la font figurer

à la table : on ne s'en dégoûte jamais. Mé-
langée au vin, au lait, elle fait utilement
partie du régime alimentaire. Dans quelques
cas, elle sert de véhicule au jus d'herbes,
aux amers, aux relâchans, etc., et combine
alors ses effets avec ceux des médicamens
auxquels on l'associe.

§ II. DES BAINS. (1)

Administrée sous forme de bains, l'eau minérale agit à la fois par sa pesanteur, par le
calorique dont elle est pénétrée, et par son
affinité pour le tissu de la peau qu'elle *mouille*
et imbibe plus ou moins. Elle agit encore par
les qualités de diverses substances minérales
qu'elle tient en solution, et qui, sous le point
de vue thérapeutique, lui assignent des propriétés spéciales.

(1) L'eau minérale qui sert aux bains, aux douches
et à la boisson, est absolument la même, puisqu'elle est
puisée dans des réservoirs où l'on a pratiqué de larges
communications. Un appareil convenable l'échauffe et
la conduit dans les cabinets des deux salles de bains.
Des robinets placés sous la main de chaque baigneur,
règlent la température, en versant à volonté l'eau
chaude ou froide dans la baignoire. Enfin, l'établissement, où l'on n'a rien négligé pour concilier la propreté,
la commodité et la décence dans tout ce qui concerne
le service, recevra encore des améliorations importantes ; elles s'exécuteront incessamment.

Lorsqu'on entre au bain jusqu'aux épaules,
le corps, presque soulevé par la masse du liquide qu'il déplace, est allégé d'un poids si
considérable, qu'il est en quelque façon surpris de le retrouver en sortant de l'eau. *On
se sent lourd*, et par une association d'idées
très-naturelle, *on se croit faible.* De là, peut-
être, l'opinion au moins beaucoup trop géné-
ralisée, que le bain, de sa nature, est essentiellement débilitant.

L'estomac et les intestins, spécifiquement
plus légers à raison des gaz qu'ils renfer-
ment, tendent à s'élever à la surface du liquide. Ils refoulent en haut le diaphragme,
et deviennent ainsi un obstacle à la liberté
des inspirations. Les poumons eux-mêmes,
organes spongieux et remplis d'air, obéissent
à la pression qui les sollicite par en bas, et
cèdent une partie de l'espace qu'ils sont destinés à occuper ; les côtes relèvent leurs arcs
et leurs extrémités antérieures, les épaules
elles-mêmes se portent en haut et en arrière,
en un mot, tandis que le bas-ventre comprimé
s'aplatit et s'allonge sous la pression des colonnes liquides, la poitrine, un peu renflée
en avant et sur les côtés, est forcée de se
raccourcir dans un rapport inverse.

Ce déplacement des viscères du bas-ventre

et la diminution de capacité qui en résulte nécessairement dans la cavité pectorale, expliquent très-bien *la gène*, *la difficulté de respirer*, que le bain général occasionne à tout le monde, mais plus particulièrement aux individus faibles ou affectés de quel quevice organique du cœur ou des gros vaisseaux renfermés dans la poitrine, aux asthmatiques, etc.

L'action mécanique de la pesanteur a, sur la marche et la distribution des fluides circulatoires, une influence non moins digne de l'attention du médecin physiologiste. On voit en effet que la pression extérieure sur les parties molles et les parois flexibles de leurs vaisseaux, est un obstacle réel opposé à l'impulsion du sang artériel, et d'autre part une puissance de plus pour faire circuler la lymphe et le sang veineux qu'elles contiennent. Il faut bien alors que ces fluides refluent vers les régions du corps plus ou moins exemptes des effets de la compression; que tandis que les membres inférieurs, la veine cave ascendante, le foie, la rate et tout le système de la veine porte se dégorgent, il y ait congestion vers le cœur, le poumon, le cerveau et les autres organes supérieurs. Aussi, l'observation et l'expérience, confirmant à cet égard les inductions de la

théorie, ont-elles engagé les bons praticiens
de toutes les époques, à défendre le bain général aux malades prédisposés aux coups de
sang, à l'apoplexie, aux hémorragies pulmo-
naires, nazales, etc., et à le recommander
souvent à ceux qui sont affectés d'obstructions dans le bas-ventre, d'hydropisies, d'œ-
dème, ou de varices des extrémités inférieures.

Des modifications plus puissantes encore
résultent de l'application de la chaleur ou du
froid, par le moyen du bain général, et celles-
ci méritent d'autant plus d'être appréciées,
que toujours produites par le jeu des réactions
vitales, elles deviennent, selon les circonstances, capables de neutraliser en partie, ou
d'augmenter considérablement les conséquen-
ces que nous avons vues dépendre de l'équili-
bration mécanique des fluides sous l'exercice
des lois de la pesanteur. Ici, toutefois, la
considération des propriétés physiques de
l'eau ne doit point non plus être négligée,
puisque la production des phénomènes vitaux que nous allons examiner paraît surtout
dépendre 1.º de la facilité avec laquelle elle
absorbe ou transmet la matière de la chaleur
aux corps plongés dans son sein; 2.º de la
liquidité qui permet à ses molécules d'obéir
à la plus faible impulsion, et de se mouvoir

les unes sur les autres au moindre changement
de densité ; 3.º enfin de cette autre propriété
que les physiciens appellent *sa capacité pour
le calorique*, expression par laquelle ils dési-
gnent la quantité de chaleur qu'elle perd ou
acquiert en changeant de température.

Ce n'est qu'en comparant les propriétés de
l'eau à celles de l'air sous ces différens points
de vue, qu'on pourrait parvenir à se rendre
compte des plus remarquables effets du bain,
de la vivacité des sensations que nous éprou-
vons en passant de l'un dans l'autre de
ces milieux, de la promptitude souvent ef-
frayante avec laquelle nous sommes comme
entraînés à la température du premier, malgré le développement de toutes nos forces
vitales, et toutes les ressources que la nature
met en œuvre pour nous y soustraire.

Qu'on nous pardonne donc l'énonciation
de ces principes, avant de passer à la descrip-
tion des effets auxquels ils s'appliquent si essentiellement.

Que le froid soit intense, ou que la chaleur
soit très-vive, toutes les fois que la température du bain diffère beaucoup de celle du
sang, un frisson général suit de près l'immersion. Sous la vive et subite impression
causée par le courant rapide du calorique qui

s'élance du liquide au corps, ou du corps au liquide, les fibres sensibles de la peau se resserrent spasmodiquement sur le champ , leur tissu se durcit, et se hérisse de petites rugosités dues à la saillie des bulbes des poils ; c'est cet état qu'on distingue par deux expressions également pittoresques , l'une populaire, *chair de poule*, l'autre médicale, *horripi--lation*.

A ce phénomène nerveux, toujours accompagné de contractions sympatiques de la part des muscles inspirateurs, succède une réaction circulatoire qui rougit en un instant les surfaces exposées au contact du liquide.

Un *naturaliste* dirait que, dans cette conjoncture, celles-ci appellent à leur secours l'afflux du sang, lequel en effet s'y précipite, et substitue sa douce et bienfaisante chaleur aux températures extrêmes qui assiégent en ce moment leur sensibilité. Tels sont les phénomènes communs déterminés par la soustraction ou l'accumulation instantanée du calorique à la surface du corps. Et si les choses en restent là, l'effet du bain froid par immersion sera tonique et fortifiant, celui du bain chaud sera immédiatement excitant, et suivi d'un relâchement secondaire.

Mais si l'application de la chaleur ou du

froid se prolonge, la scène change, et bientôt chacun de ces agens obtient les effets qui
lui sont définitivement propres.

Dans le bain froid, l'excitation nerveuse
n'est pas de longue durée; à la réaction sanguine dont on vient de parler, succède une
série de symptômes qui annonce une diminution graduelle de tous les phénomènes vitaux.
Malgré l'activité apparente de la respiration,
peu à peu la température des fluides circulatoires s'abaisse, et un malaise difficile à rendre annonce ce changement dont le thermomètre constate la réalité. Plus tard les mouvemens du cœur se ralentissent, les inspirations quelquefois entrecoupées deviennent
moins fréquentes, la face pâlit, et la teinte
des membranes muqueuses est violacée.

En même temps, l'aptitude aux mouvemens volontaires n'est plus la même; le système nerveux s'engourdit, et si le refroidisse-
ment alloit toujours croissant, un sommeil
léthargique ne tarderait pas d'enchaîner les
fonctions cérébrales. Cet état, caractérisé par
l'affaissement des chairs, l'affaiblissement du
pouls, la langueur de toutes les sécrétions,
annonce un *changement* bien frappant *dans les
proportions relatives du sang artériel et du sang
veineux;* les artères et leurs terminaisons sont

plus ou moins vides, le sang abonde dans les
réservoirs veineux. Il y a commencement de
stâse dans les cavités droites du cœur, dans
les sinus du cerveau, dans l'appareil circulatoire propre au foie, à la rate, au canal intestinal, etc. Enfin l'on aperçoit ici, de plus
ou moins loin, la transition fatale des lois de
la vie à celles qui régissent la matière inerte.
Des phénomènes entièrement opposés s'ob-
servent sous l'action continuée de la chaleur.
A peine celle-ci commence-t-elle à se com-
muniquer à nos organes, que la stimulation
générale qui s'ensuit, imprime à toutes les
fonctions un nouveau degré d'activité. La face
s'anime, la pensée s'exalte, le jeu des mouvemens musculaires s'exécute avec une précision
extraordinaire, insensiblement la respiration
et la circulation s'accélèrent, les capillaires
sont injectés, le volume des chairs augmente,
et une coloration plus vermeille se répand sur
la peau qui se couvre de sueur. Plus tard, de
souple et plein qu'il était, le pouls devient
gros, fréquent, rapide. Le sang coule à plein
calibre dans les artères, il semble qu'il s'y
soit accumulé tout entier. Celui qu'on tire des
veines en pareille circonstance, est constamment plus chaud, plus rutilant, plus coagu-
lable que de coutume, En un mot *la prédomi-*

nence du sang *artériel dans l'économie*, et la diminution *relative du sang veineux et de la lymphe*,
semblent caractériser ce nouvel état physiologique, auquel certains médecins n'ont pas
craint de donner le nom de *fièvre*, bien qu'il
en diffère essentiellement.

Au lieu d'être *excitant* comme le bain chaud,
tonique comme le bain froid par immersion,
ou *sédatif* comme le bain froid long-temps
prolongé, le bain tiéde ou tempéré est purement *relâchant*. Il détend et assouplit les
fibres qui composent la trame de nos organes,
il calme les douleurs en s'opposant aux spasmes, aux concentrations partielles de l'action
nerveuse, et n'excite en général aucune réaction circulatoire bien déterminée, tant que sa
température reste incapable d'élever ou d'a-
baisser celle du sang.

Nous n'entrerons dans aucun détail sur les
bains partiels, dont la pratique médicale tire
néanmoins un très-grand parti. Leur action
révulsive, répercussive, émolliente, etc., dépendra,
comme on le sent, de plusieurs circonstances,
principalement tirées du degré de température et de la nature du liquide employé, de
la durée du bain, de la position relative, de
l'étendue et de l'importance physiologique
des parties soumises à l'immersion. Sous ces

divers rapports, on pourrait établir quelques rapprochemens entre la manière d'agir des bains locaux et celle des affusions des douches, des clystères, des injections, et même des boissons qui, considérées comme topiques, nous paroissent jouer un rôle assez important pour être étudié.

Tels ont paru être à notre observation les effets les plus immédiats de l'eau appliquée à la surface du corps, à des degrés de température très-différens; et, sans qu'il soit besoin de passer en revue toutes les températures intermédiaires, dont au reste les effets moins tranchés doivent toujours se classer parmi ceux dont nous avons parlé plus haut; nous en avons assez dit pour faire pressentir quelles ressources fécondes ce genre de moyens peut offrir aux vues et aux combinaisons du médecin. C'est ainsi, par exemple, que l'effet secondairement *tonique* du bain froid peu prolongé, a été habilement approprié au traitement *des scrophules*, *des rhumatismes* et des *catarrhes chroniques*, de *certaines fièvres* occasionnées et entretenues par la présence d'un miasme délétère, etc. Que le bain froid plus long-temps employé devient éminemment anti-inflammatoire, et convient dans les *entorses*, les *brûlures*, et dans tous les cas où il s'agit de faire avorter une inflammation à son début. C'est ainsi encore que le bain chaud, général ou partiel, en décidant une fluxion vers la peau, opère des dérivations énergiques et très-capables de prévenir les suites fâcheuses de certaines congestions qui menacent les viscères, surtout lorsqu'en même temps on a soin d'opérer un effet inverse sur les régions où l'afflux est à craindre, par le moyen des affusions froides, lesquelles ont d'ailleurs l'avantage de s'opposer à l'augmentation de la chaleur générale, souvent intempestive dans ces occasions, etc.

Ce que nous avons dit jusqu'ici peut convenir à tous les bains, domestiques ou autres. Ce qui nous reste à dire, concerne exclusivement les bains de Guillon.

L'eau minérale qui les compose renferme un si grand nombre de substances actives, qu'elle doit nécessairement en avoir reçu des propriétés spéciales, et c'est ce que l'expérience démontre.

Le baigneur, plongé dans cette eau saline et gazeuse, et respirant l'atmosphère sulfureuse qui s'en exhale incessamment, absorbe par tous les pores les principes solubles et volatils auxquels elle est redevable de ses principales vertus. Long-temps après qu'il est

sorti du bain, sa peau, son haleine, en re-
tiennent les émanations odorantes. Souvent
des éruptions critiques, un transport des irritations intérieures sur la surface du corps,
une *poussée* générale de boutons impercepti-
bles, ou l'apparition de quelques *furoncles*,
viennent signaler les premiers effets de ces
bains, et annoncer les événemens salutaires
qui se préparent. Un autre effet non moins
remarquable est de voir disparaître de la surface du corps, ces symptômes rebutans qui
n'épargnent ni les grâces de la jeunesse, ni
les traits de la beauté ; qui tourmentent jour et
nuit l'existence, troublent le bonheur, et ne
laissent pas même à leurs victimes le sommeil qui console toutes les infortunes.

Enfin, l'abus même des bains de Guillon
n'est jamais suivi de cette langueur, de ce découragement occasionné si souvent par le
bain domestique.

L'eau minérale jouit d'un effet tonique bien
remarqué de tous les baigneurs, et loin d'ê-
tre débilités par son usage, la plupart se sen-
tent plus forts, plus gais, plus dispos que de
coutume.

Aucun d'eux non plus n'a pu ignorer quelle
est l'efficacité du même moyen pour rétablir
les forces digestives, dans beaucoup de cas

où les bains d'eau commune et les autres secours avaient été inutilement prodigués. D'où
il faut conclure que les bains de Guillon
doivent être considérés, non comme ceux
dont l'eau pure chaude ou froide est l'unique
ingrédient, mais comme de véritables *bains
médicamenteux*, préparés par la main de la
nature, pour le soulagement et la guérison de
beaucoup de maladies contre lesquelles les
remèdes ordinaires et tous les efforts de l'art
ont quelquefois échoué.

Les bains de Guillon guérissent presque
toutes les *maladies de la peau*, *gales*, *furoncles*,
abcès froids du tissu cellulaire, *teignes* de toutes
espèces et toutes les *dartres* qui ne sont pas ex-
cessivement invétérées.

Celles de ces dernières maladies qui sont
réputées incurables à cause de leur étendue,
de leur ancienneté ou de certaines particula-
rités individuelles, ont été constamment mi-
tigées et rendues plus supportables par leur
usage. Ils sont utiles dans *l'hypocondrie* et
autres *névroses*. Ils provoquent les *règles*, et ta-
rissent quelquefois pour toujours et sans
danger les *écoulemens blancs*, auxquels sont
sujettes un très-grand nombre de personnes
du sexe. Enfin ils ont réussi de guérir plusieurs *maladies chroniques*, des *gastrites*, des

catarrhes, des *rhumatismes*, des *névralgies*, et il n'est point invraisemblable qu'ils puissent être avantageux dans quelques autres affections non encore observées.

§ III. DES DOUCHES.

DE tous les moyens thérapeutiques rencontrés dans les établissemens d'eaux minérales, la douche est peut-être le plus puissant et le plus capable d'obtenir d'éclatans succès ; mais il est aussi celui qui exige le plus de discernement et de surveillance dans son application. Par exemple, les douches, à coup sûr, conviennent en général dans les engorgemens séreux des membres et de leurs articulations ; et l'on a vu un assez grand nombre de personnes s'applaudir de leur usage. Cependant, il faut le dire, l'empressement imprudent d'un malade, son obstination à continuer l'emploi d'un moyen qu'il a vu réussir à d'autres, ont causé des accidens qu'il est bon de prévenir. Il importe donc de bien préciser les cas où la douche est avantageuse, et de signaler ceux où elle devient dangereuse ou inutile.

La douche est recommandable toutes les fois qu'un engorgement chronique occupe

un tissu blanc, osseux, fibreux, appartenant
à la peau, ou tissu cellulaire sous-jacent,
aux ganglions lymphatiques, etc., pourvu
que, depuis un temps plus ou moins long, il
n'y ait plus ni douleur vive dans la partie,
ni rougeur, ni chaleur excessive, ni enfin
aucun autre signe d'exagération dans les mouvemens vitaux. Alors les oscillations rapides
de la colonne liquide sur les fibres des parties
molles et les petits vaisseaux engorgés, ne
manquent pas de contribuer à les débarras-
ser, en favorisant la circulation et la résorp-
tion des humeurs stagnantes.

On doit surtout insister si un sentiment
de bien être indéfinissable se répand avec
l'eau sur les parties affectées, s'il persiste,
et si le degré de rougeur et d'excitation
locales ne va pas au-delà des bornes que le
médecin peut avoir en vue.

Mais si, après une ou plusieurs séances,
on voit tout-à-coup reparaître un gonflement
extraordinaire ; si la douleur s'empare des
tissus soumis à la percussion du liquide, il
n'y a pas un moment à perdre. On doit à
l'instant se hâter de suspendre l'emploi d'un
remède devenu en quelque sorte plus dangereux que le mal même, et prendre d'ailleurs les mesures les plus efficaces pour

entraver la marche des symptômes inflam-
matoires.

Les précautions que nous venons d'indi-
quer, à propos des maladies des extrémités et
des parties superficielles, deviennent plus
indispensables encore lorsqu'il s'agit du traitement des viscères. En effet, autant est avantageuse l'impulsion donnée par la douche aux
forces vitales d'un organe gorgé d'humeurs
que l'inertie de ses vaisseaux abandonne à
une stâse funeste, autant serait à craindre
l'impression du calorique accumulé par la
percussion, sur un viscère irrité, au sein
duquel l'inflammation à peine assoupie est
prête à se ranimer sous l'influence des plus
faibles causes. Dans le premier cas, la douche
aurait heureusement excité le ton des fibres
sensibles, augmenté l'activité de ses vaisseaux, discuté enfin l'engorgement, et favo-
risé la guérison, en sollicitant la force mé-
dicatrice qui réside dans toutes les parties
de l'organisme. Dans l'autre, au contraire,
elle aurait jeté le trouble dans les opérations
curatives de la nature, en rallumant le foyer
d'une inflammation mal éteinte.

Ainsi, c'est toujours conditionnellement
que nous nous exprimons, lorsque, d'accord
avec les faits, nous avançons que la douche

sera utilement employée dans les *engorgemens lymphatiques*, dans les *obstructions* des viscères du bas-ventre, dans les cas de *menstruation difficile*, par cause d'inertie du système utérin; dans les *affections dartreuses rebelles*, et dans cette espèce de *faiblesse des membres et des articulations*, qui survient à la suite des *névralgies chroniques*, des *luxations*, des *entorses* mal guéries, ou des attaques de la *goutte* et du *rhumatisme*, etc.

Elle deviendrait nuisible dans beaucoup de circonstances aux personnes faibles, d'un tempérament nerveux, douées d'une irritabilité extraordinaire; et doit être décidément défendue, de même que le bain chaud, aux malades affectés de *phlegmasies aiguës*, de *dégénérations cancéreuses, tuberculeuses*, ou menacés de *congestions* sur le cerveau, le poumon; enfin à tous ceux chez qui les symptômes morbides dépendraient d'un vice organique essentiellement incurable.

L'appareil destiné à fournir l'eau minérale employée aux douches, est disposé de manière à ménager, à augmenter, à régulariser à volonté le volume, la force, la forme, la direction des colonnes liquides, d'après les indications qui conviennent à tous les cas particuliers.

ARTICLE QUATRIÈME.

QUELQUES OBSERVATIONS PARTICULIÈRES.

Menstruation difficile.

Depuis l'époque de la puberté jusqu'à l'âge de 45 à 50 ans, chez les femmes, les fonctions de la matrice sont si étroitement liées à toutes les autres, que le moindre dérangement dans le cours des règles est toujours accompagné ou suivi d'un état maladif plus ou moins grave. « Sans le flux menstruel, a » dit Roussel, la beauté ne naît point ou s'ef- » face, l'ordre des mouvemens vitaux s'altère, » l'âme tombe dans la langueur et le corps » dans le dépérissement. » De là l'hystérie, les pâles-couleurs, toutes les variétés de né- vrôses, toutes les nuances d'inflammation.

Un grand nombre de faits prouvent l'effi- cacité de l'eau minérale de Guillon, lorsqu'il s'agit de provoquer, d'augmenter ou de rétablir les règles supprimées, retardées ou devenues incomplètes par diverses causes.

Nous en rapporterons un exemple remarquable.

Première observation.

La fille M......., de Guillon, bien portante
jusqu'à l'âge de vingt ans, était occupée à
laver, lorsqu'elle aperçut non loin d'elle un
jeune enfant qu'un accident venait de pré-
cipiter dans la rivière. A ses cris, elle accourt,
et, sans égard pour l'état où elle se trouvait
en ce moment, elle s'avance jusqu'à la cein-
ture au milieu de l'eau glacée, et parvient à
en arracher le malheureux enfant qui péris-
sait sans un aussi prompt secours. La frayeur,
l'émotion de la jeune fille, et le saisissement
causé par le froid, occasionnent une suppression subite des règles, qui ne reparurent plus aux époques suivantes. De là
la série des maux affreux qui l'accablèrent
pendant plus de deux ans, et dont nous
allons raccourcir le tableau.

D'abord frisson général, fièvre, douleurs
vives dans les lombes, les cuisses, le bas-
ventre : elles envahissent les principales
articulations des membres. Alors la chaleur, la soif, deviennent intenses, et la fièvre
est encore augmentée par les purgatifs et
les émétiques, qui, comme on pense bien,

n'empêchèrent pas les douleurs du ventre et des membres d'aller leur train. Cependant, huit jours après son aventure, M...... se traînait encore dans la campagne, et s'efforçait de se rendre utile à ses maîtres, lorsqu'une pluie abondante la surprit ayant très-chaud. Elle fut inondée, refroidie, et saisie d'un nouveau frisson plus intense et plus long que le premier. Bientôt, redoublement de toutes les douleurs, tuméfaction énorme du genou et du bras gauche; deux jours après, tous les membres sont perclus, on ne peut plus les toucher sans arracher des cris à la malade, qui, cette fois, reste sept mois entiers au lit, sans en sortir.

Sur ces entrefaites, les bains domestiques sont conseillés par M. L......, médecin; mais, loin d'obtenir les résultats désirés, ces secours, qui paraissaient bien indiqués, ne font que raviver la force des douleurs. Après le huitième bain, la malade désespérée est remise au lit, condamnée à y gémir quatorze mois encore sans éprouver le moindre soulagement. Tous les membres sont enflés, endoloris, immobiles. Des tumeurs difformes s'élèvent sur les poignets, aux coudes, etc., et signalent l'inflammation des membranes articulaires.

Pendant ce siècle de souffrances, exténuée, et ne pouvant supporter presqu'aucune nourriture, tantôt elle invoque la mort, tantôt elle réclame encore les consolations et les remèdes de tous ceux qui l'approchent. Jus d'herbes, sudorifiques, tisanes de toutes espèces, et quelquefois tout ce que l'ignorance et la superstition inventent de pratiques ridicules ou monstrueuses, sont tour-à-tour essayés avec espoir, et abandonnés avec découragement.

Enfin, une heureuse idée fit songer à l'eau de Guillon, et ce fut M. le docteur C....., de Baume, qui la suggéra. Vingt-deux bains furent administrés dans l'espace de six semaines, sans qu'aucun incident vienne contrarier le traitement. Les huit premiers avaient déjà rendu aux membres la faculté de se mouvoir. Peu-à-peu, la malade, qui buvait aussi l'eau de la source, regagnait de l'appétit, et reprenait des forces. On la voyait renaître, et chaque jour amenait un mieux être sensible. *Enfin les règles reparurent,* et dès ce moment aucun obstacle ne s'opposa plus aux progrès de cette cure, qui étonna tout le monde, et fit beaucoup de sensation dans le pays.

Il y eut pourtant une rechute à l'occasion

des travaux des foins ; mais cet accident, encore attribué à l'impression d'une pluie froide, n'arriva qu'un an après la première guérison, et cette fois la maladie ne fut pas de longue durée, grâce aux souvenirs du passé et aux conseils de l'expérience. Huit ou dix bains, d'eau minérale suffirent pour tout réparer.

Aujourd'hui, la personne qui fait le sujet de cette observation est mariée, et mère de plusieurs enfans. C'est de sa bouche même que nous tenons les renseignemens que nous venons de transcrire.

Hémorroïdes.

L'hémorragie des vaisseaux hémorroïdaux paraît dépendre le plus souvent d'une irritation des viscères du bas-ventre, de l'estomac, de la rate ou du foie, dont l'engorgement très-fréquent paraît alors faire obstacle au cours du sang. Il n'est pas rare de la voir revenir périodiquement ; elle est ordinairement précédée de douleurs d'entrailles et des lombes, que l'écoulement du sang soulage immédiatement. Cette évacuation, au reste, est très-souvent critique, et par conséquent salutaire aux malades. Aussi est-il probable que l'eau de Guillon ne guérit les hémorroïdes

qu'en faisant disparaître les inflammations
et les lésions viscérales qui les occasionnent
dans la plupart des cas.

2.ᵉ *Observation*.

M. C...de Besançon, autrefois employé dans
les armées de l'empereur de Russie (trente-
six ans), bilieux, était depuis long-temps
tourmenté d'hémorroïdes qui l'empêchoient
de monter à cheval ; il consulta plusieurs médecins qui jugèrent qu'il portait des obstructions au foie, et l'envoyèrent à Guillon. Au
bout d'un mois de traitement, les hémorroïdes cessèrent de fluer, et ne reparurent plus
à l'avenir, sans que le malade en ait jamais
ressenti aucun inconvénient.

3.ᵉ *Observation* (communiquée).

Hémorroïdes supprimées.

M. Vernerey, avocat au bailliage de Baume,
âgé de trente-six ans, était depuis bien des
années sujet à des accès d'asthme, qui se re-
nouvelaient très-fréquemment et au moindre
changement de temps. Il avait essayé inutilement tous les remèdes. Ayant appris que son
asthme datait du moment où s'était supprimé

un flux hémorroïdal, qui lui était survenu depuis quelques années, son médecin lui fit boire de l'eau de Guillon, qu'il continua l'espace d'un mois. Après quinze jours, l'usage de l'eau minérale à l'intérieur fit reparaître quelques boutons hémorroïdaux. Les accès d'asthme devinrent alors beaucoup moins fréquens; ils cessèrent ensuite complètement, et néanmoins aucun écoulement de sang ne se fit remarquer : de sorte que, dans l'espace d'un mois, M. Vernerey fut débarrassé, non-seulement de son asthme, mais encore de l'hémorragie à la suppression de laquelle on avait attribué la cause des autres accidens : cette cure ne s'est jamais démentie.

Engorgement des viscères du bas-ventre.

Ce sont ordinairement des inflammations chroniques, ou des irritations habituelles du système nerveux qui y donnent lieu. Les chagrins, les inquiétudes morales, l'abus des alimens et des boissons incendiaires, ne sont pas les seules causes qui les déterminent. Toutes les autres causes des inflammations les produisent chez les sujets qui y sont prédisposés.

4.e *Observation.*

M. C., de Pesme, est venu pendant plusieurs saisons à l'établissement de Guillon , pour se soulager d'une douleur fixée sous l'hypocondre droit, accompagnée de plusieurs désordres dans les fonctions digestives ; on sentait une tumeur dure et volumineuse dans la région du foie. Le malade était réduit à un état de faiblesse et de maigreur qui lui donnait les plus vives inquiétudes sur les suites de sa maladie ; les alimens les plus doux , les boissons les plus innocentes , ne passaient qu'avec les plus grandes difficultés, et occasionnaient toujours de l'embarras et de la douleur.

La première année, l'eau de Guillon, d'abord prise à faible dose , fut , dès le début , admise sans peine par l'estomac ; elle fit renaître l'appétit , favorisa les digestions , et parvint ainsi à rétablir peu à peu les forces et l'embonpoint. Le malade prit vingt-un bains, et retourna dans ses foyers. En passant à Besançon, il se fit voir au professeur C. , son médecin , qui fut surpris des améliorations obtenues en si peu de temps. La tumeur du foie s'était ramollie, son volume avait diminué de moitié.

Il revint les années suivantes, et les effets de l'eau minérale ont toujours été très-favorables. Maintenant la santé de M. C. lui permet de vaquer à toutes ses affaires.

5.ᵉ *Observation*.

Tumeurs abdominales.

Mᵐᵉ ✱✱✱ jusqu'à l'âge de 28 ans, s'était vue entourée de toutes les jouissances et de tous les plaisirs que procure l'opulence, quand un revers de fortune auquel elle était loin de s'attendre, vint mettre son courage et sa résignation à la plus rude de toutes les épreuves. Née d'un père qui avait succombé aux progrès d'une hydropisie ascite, déterminée par des obstructions au foie, elle avait elle-même éprouvé des symptômes de phlegmasie chronique de l'estomac et de quelques autres viscères du bas-ventre. Ses digestions étaient très-laborieuses ; il y avait de la fièvre, surtout aux époques menstruelles ; on sentait au-dessous du rebord des côtes, plusieurs tumeurs dures, très-sensibles au toucher, mais qui, à raison de leur mobilité, de leur forme, etc., paraissaient n'appartenir qu'aux replis membraneux des enveloppes extérieures des viscères (*épiploons*).

Les distractions que cette jeune dame devait trouver aux eaux minérales , engagèrent
son médecin à lui conseiller d'en essayer.
L'eau de Guillon eut la préférence. D'abord
elle sembla irriter l'estomac, ce qui obligea à
la couper avec le lait et autres boissons émol-
lientes. Après quelques tentatives, elle ne
causa plus d'incommodités. Les bains tempé-
rés, pris chaque matin, et quelques autres
remèdes, contribuèrent encore à faire agréer
cette boisson, en calmant les organes irrités,
qui s'habituèrent enfin à ce nouveau régime :
quelques semaines suffirent pour opérer des
changemens favorables. Après vingt – cinq
bains, les tumeurs abdominales furent trouvées ramollies, et le bas-ventre en meilleur
état. L'appétit s'était aussi rétabli, et les con-
séquences de ces heureuses modifications n'é-
taient pas moins sensibles sur le moral.

Mme *** qui s'épouvantait d'abord de l'idée
de s'enterrer toute vive au fond d'une solitude
qui, disait-elle, ne devait lui offrir qu'un peu
d'eau pesante à boire, n'éprouva pas un seul
moment d'ennui à Guillon. A la fin de la saison, on la vit regretter ses crayons , ses livres,
ses promenades champêtres, et tous les inno-
cens plaisirs qu'elle partageait dans la société des autres baigneurs.

6.e *Observation.*

Gastro-entérite chronique, compliquée de tumeurs.

Mme P..., femme presque sexagénaire, fut observée pour la première fois en mars 1823. Depuis plusieurs années, sa santé s'était dérangée, elle dépérissait sensiblement, ses digestions ne s'accomplissaient qu'avec d'extrêmes difficultés. Les alimens liquides les moins stimulans redoublaient constamment les douleurs quelle ressentait dans la région épigastrique ; la plus légère pression les rendait insupportables. Deux tumeurs fort dures, de la forme et de la grosseur d'un œuf ordinaire, s'y faisaient sentir. Ces tumeurs paraissaient être le foyer des douleurs, qui par fois devenaient lancinantes. Depuis plusieurs semaines, il y avait de la fièvre, de la chaleur dans l'épigastre, la langue était sèche, rouge sur ses bords, etc.

La diète sévère, une faible saignée capillaire, et des compresses d'eau froide fréquemment renouvelées, réussirent d'abord à soulager les douleurs et à calmer la fièvre ; après quoi les tumeurs se montrant stationnaires, ou remplaça les émulsions et autres boissons adoucissantes par l'eau minérale de Guillon à doses progressives. Son utilité ne tarda pas à se faire reconnaître, car dès les premiers jours, la malade se trouva infiniment mieux, et put en boire une bouteille en vingt-quatre heures. Le ventre, jusqu'alors constipé, se débarrassa sans effort; l'appétit renaissant permit d'accorder des alimens légers qui réparèrent les forces, et en moins de quinze jours, la malade put quitter lé lit. D'après l'avis de son médecin, ayant continué pendant un mois encore l'usage de l'eau minérale qui lui avait été déjà si salutaire, les tumeurs furent presque effacées, et n'opposèrent plus d'obstacle au travail digestif. Aujourd'hui la santé de cette vieille personne se soutient parfaitement.

7.ᵉ *Observation* (communiquée).

Embarras du foie, compliqué d'affection de poitrine.

« Le nommée Vally, cultivateur à Guillon, âgé de soixante-six ans, ressentait à la suite d'une pleurésie, une douleur vive et pongitive à la partie antérieure et moyenne du thorax. Respiration extrêmement gênée, fonctions vitales languissantes, point de fiè-

vre ; mais on remarqua une œdématie considérable des jambes, un teint d'un fond jaunâtre, et autres symptômes occasionnés par
un embarras palpable du foie. L'usage de
l'eau de Guillon en boisson fut conseillé, le
malade la but à la dose d'une pinte tous les
matins à jeûn, par verrées, de demi-heure en
demi-heure ; il ne fit aucun autre remède. Au
bout de quatre jours, Vally se trouvait mieux:
l'appétit revint, l'enflûre des jambes diminua
avec la douleur du thorax et l'embarras du foie,
et la peau reprit insensiblement sa couleur
naturelle. Le quatorzième jour il était parfaitement bien ; pendant le traitement il lui
survint une éruption à la peau avec prurit,
qui cessa huit jours après; la guérison entière
a daté du jour où cette éruption a paru, ce
qui semblerait manifester une certaine corré-
lation entre les maladies du foie et celles de la
peau. (1) Le malade a été purgé une fois depuis, et a recouvré une santé qui s'est soutenue long-temps sans accident. »

(1) Cette éruption connue sous le nom de *poussée*,
est fréquente parmi les malades qui prennent les bains
de Guillon. Elle opère quelquefois la crise des maladies.

8.ᵉ *Observation* (communiquée).

Obstructions au mésentère.

« Le sieur Montagnon, serrurier à Baume,
âgé de soixante ans , avait des obstructions au
mésentère, avec des déjections abondantes qui
retenaient les apparences du chyle ; cet état
s'accompagnait d'oppression, d'infiltration
des extrémités inférieures. Le malade conser-
vait très-peu d'appétit, et tombait dans le ma-
rasme et la mélancolie ; les apéritifs, tels que
le savon, la terre-foliée, le petit-lait, les jus
d'herbes, etc., avaient été mis en usage pendant un an ; ces moyens, aidés d'un régime
végétal, avaient été inutiles ; tout allait de mal
en pis. M. Rougnon, alors professeur en médecine à l'université de Besançon, conseilla
les eaux de Bourbonne ; mais ce fut encore
sans succès. Enfin, voyant que rien n'avan-
çait, M. Damotte, médecin du malade, l'engagea à tenter l'usage de l'eau de Guillon. On
commença le nouveau traitement au mois de
juillet 1785, et il ne fut pas suivi quinze jours,
que déjà la respiration devint plus libre. L'œ-
dème des extrémités inférieures disparut ; les
excrétions reprirent leur consistance ; enfin,

tous les accidens cessèrent. Le sujet de cette observation a continué l'usage de l'eau de Guillon jusqu'au mois de septembre, et depuis ce temps il a repris l'exercice de son état, et jouit de la plus parfaite santé. » (*Extrait du mémoire de M. Damotte.*)

Catarrhes.

Ces maladies, qui reconnaissent pour cause une inflammation aiguë ou chronique des membrânes muqueuses, sont souvent très-rebelles et très-redoutables, notamment lorsqu'elles attaquent les organes de la respiration ou de la digestion. Alors elles conduisent à la consomption, presqu'aussi inévitablement que la phthisie tuberculeuse. Les connaisseurs jugeront si le sujet de l'observation suivante a été loin de subir ce funeste sort. Cette cure a déjà été publiée dans quelques journaux de la province.

9.ᵉ *Observation.*

Inflammation catarrhale chronique du canal intestinal.

M. P., ancien employé aux forges de Lods, homme sec, nerveux, malade depuis douze

ans, avait de la fièvre, et rendait avec les matières intestinales, un mucus manifestement
purulent. Il était en outre habituellement
constipé, ne digérait qu'avec des peines infi-
nies, et se voyait réduit à un état vraiment ef-
frayant de pâleur, de maigreur et de faiblesse.
Examiné trois jours après son arrivée à l'établissement (3 juillet 1826), M. P. présente
à-peu-près l'aspect d'un squelette décharné.
A travers les parois abdominales collées aux
vertèbres, il est facile de reconnaître les cir-
convolutions du canal intestinal. On les
sent distinctement ramper sous les doigts,
offrant au toucher des cordes dures et tellement rapetissées, qu'on doit naturellement
supposer que leur calibre est à-peu-près entièrement effacé. C'est-là le siége des conti-
nuelles douleurs dont se plaint M. P., et
qu'augmente encore la présence de toutes les
substances ingérées dans l'estomac. Le malade se plaint en outre d'insomnie, il éprouve
des sueurs partielles, froides, surtout aux
extrémités inférieures. La longueur de la maladie, l'état fébrile, et la nature non équivo-
que des déjections, établissent un pronostic
fàcheux. Cependant le malade essaie de
baigner, et on lui prescrit l'usage exclusif du
lait et de l'eau minérale, à très-petites doses,

vu l'impossibilité où il se trouve d'admettre plus de trois ou quatre cuillerées de liquide nourrissant à chaque repas.

Les huit premiers jours (du 1.er au 9 juillet), M. P. ne s'aperçoit pas que les eaux lui soient avantageuses. Elles causent des éructations, et ne s'opposent point aux spasmes qui agitent souvent le canal intestinal. Toujours le défaut de capacité de l'estomac ne comporte que de très - petites quantités de substances liquides.

Le 14. L'état des choses change un peu. L'abdomen est un peu plus souple , moins douloureux à la pression ; les intestins forment des cordes moins dures, moins serrées; le ventre est plus libre , bien que les matières soient ténues et comme passées par une étroite filière. La quantité de pus paraît diminuer (Même sévérité dans le régime).

Le 21. Le malade doit s'applaudir de l'effet des eaux. Depuis quelques jours la fièvre qui le consumoit n'existe plus , elle a disparu sans retour. En même temps les sueurs froides et visqueuses des parties inférieures ont cessé. L'appétit est meilleur. L'espérance renaît avec les forces. Cependant de fréquens maux de tête et des lassitudes de membres se font encore sentir ; il y a peu de sommeil.

Le 29. M. P. a déjà pris 27 bains , et chaque semaine a améné des améliorations sensibles dans son état. Aujourd'hui les progrès vers la guérison sont rapides , et annoncent une des plus remarquables cures qu'on ait encore observées à Guillon. Déjà les digestions s'opèrent régulièrement, on ne voit plus de pus dans les selles, les forces augmentent ; le pouls se développe et diminue de fréquence. La coloration est meilleure , et la nutrition commence à réparer toutes les pertes. Enfin M. P. , qui , en arrivant, était exposé à tous les dangers d'une fièvre hectique purulente , se regarde, dès ce moment , comme sauvé, et ne doute pas que l'eau de Guillon l'ait arraché à une mort certaine. Pour mieux en assurer les effets salutaires , il ne consent à quitter l'établissement que vers le milieu du mois d'août, quarante jours après son arrivée.

Fleurs-blanches.

Beaucoup de femmes sujettes à ces écoulemens qui délabrent leur santé, et sont pour elles une source d'incommodités désagréables , ont été guéries par l'emploi bien dirigé de l'eau minérale. Celle - ci paraît

agir soit en rendant du ton à l'estomac,
et en favorisant les fonctions de la peau et
des autres organes sécréteurs; soit encore en
provoquant le retour régulier des menstrues,
et en diminuant l'irritabilité du système
utérin.

10.ᵉ *Observation.*

M.ᵐᵉ *** (29 ans), à la suite d'une
grossesse fatigante , éprouva d'abord des
coliques fixées dans la région iliaque droite.
Peu de temps après, l'épigastre devint douloureux. Survint ensuite une toux sèche qui
augmentait ces douleurs. Cet état de choses
persista plusieurs années, pendant lesquelles
les symptômes s'exaspéroient à l'approche des
règles , dont l'éruption éprouvait souvent
des retards , et était précédée et suivie de
fleurs-blanches.

Après l'essai de quelques remèdes inutiles , la malade, sur l'avis de son médecin ,
se procura quelques bouteilles d'eau minérale de Guillon. Cette boisson eut pour effet
immédiat de calmer la toux, et de diminuer
toutes les irritations abdominales. Encoura-
gée par ce premier succès , M.ᵐᵉ *** se rendit l'année suivante à la source minérale,

et joignit l'usage des bains à celui de là
boisson. Huit jours après, la toux avait déjà
entièrement cessé. La malade pouvait même
marcher , se soumettre à l'impression du
froid , sans voir , comme autrefois , redou-
bler ce symptôme inquiétant. Elle avait
prévu cet effet; mais ce à quoi elle ne
s'attendait pas , c'est que bientôt après les
douleurs du bas-ventre se calmèrent à leur
tour , et à part quelques maux d'estomac ,
occasionnés par une imprudence qui n'eut
pas de suites fâcheuses , tous les autres symptômes diminuèrent graduellement. Enfin l'un
des effets les plus remarquables de l'eau de
Guillon , fut de régulariser le flux menstruel , et de faire complétement disparaître
la leucorrhée. Mme ★★★ ne prit que vingt-
un bains.

Nous avons beaucoup d'autres exemples
très-propres à constater les bons effets de
l'eau minérale de Guillon, contre les désordres des fonctions de l'estomac, si souvent liées à celles du système génital chez
les femmes. Il serait trop long de les rap-
porter.

11.ᵉ *Observation.*

Catarrhes de la vessie.

M. D. de V., prit 16 bains en 1824. Il éprouvait depuis fort long‑temps un violent tenesme du col de la vessie ; ses urines, de très-difficile excrétion , étaient souvent troubles et chargées de mucus. Les bains et la boisson dissipèrent en grande partie ces incommodités.

12.ᵉ *Observation* (communiquée).

Gravelle, rétention d'urine.

L'épouse de M. Barrand , notaire royal à Baume-les-Dames , âgée de 60 ans , était attaquée d'une rétention d'urine occasionnée par des graviers. Les moyens mis en usage étaient parvenus à apaiser les cruelles souffrances qu'elle ressentait dans les reins , particulièrement du côté droit, mais la rétention d'urine avait toujours lieu. Comme le pouls n'était ni fébrile , ni élevé, le docteur Damotte , qui soignait cette malade, conjectura qu'en excitant un peu le ton des forces vitales , les obstacles opposés à l'écoulement des urines pourraient être surmontés. Il prescrivit l'eau de Guillon, par verrée d'heure en heure, mettant cet intervalle pour ne pas fatiguer l'estomac, d'ailleurs disposé aux vomissemens, dans cette espèce de maladie. A la quatrième verrée elle commença à rendre des graviers avec les urines, et ce phénomène se réproduisit plusieurs fois ; quantité de graviers furent ainsi expulsés, ce qui la guérit.

13.ᵉ *Observation.*

Gravelle-goutte.

En 1826, pareille chose arriva à M. ✶✶✶ de Scey-sur-Saône. Après avoir bu pendant quinze jours de l'eau sulfureuse, il rendit beaucoup de graviers, ce qui le soulagea considérablement des douleurs qu'il ressentait, depuis plusieurs années, aux lombes et à la vessie. En même temps il eut la satisfaction de se voir guéri d'un rhumatisme goutteux, pour lequel il était venu prendre les eaux.

14.ᵉ *Observation.*

Goutte.

M. L., de Sancey, à 64 ans, était depuis

15 années sujet à des attaques de goutte.
A la suite d'une de ces attaques, il lui
resta un engorgement douloureux du genou
droit, ce qui le décida à venir prendre quelques bains d'eau de Guillon. Il en fut considérablement soulagé. L'engorgement du genou disparut, et pendant deux ans il fut pré-
servé de toute rechute ; mais il faut attribuer
une part de ces bons effets à la boisson.
Nous avons engagé d'autres goutteux à faire
usage d'eau de Guillon à l'intérieur, tous ont
paru s'en trouver bien ; néanmoins ces essais
n'ont pas été faits avec assez de régularité et
de persévérance pour pouvoir être rapportés
en détail.

Névroses, névralgies, névrites.

Le sentiment et le mouvement sont déterminés, transmis et perçus par les organes nerveux. Dans les viscères, dont les fonctions
s'exécutent indépendamment de l'influence de
la volonté, comme l'estomac, l'utérus, etc.,
les nerfs ont un aspect, une structure, des
propriétés très-différentes de celles qui distinguent les nerfs, qui, partant immédiatement du cerveau et de la moëlle épinière, se
rendent aux organes soumis à cette influence;
par exemple on sait que la douleur qui a

pour siége ces derniers, se fait ressentir à
leur extrémité terminale, comme lorsqu'on se
frappe le coude, et que l'engourdissement des
deux derniers doigts de la main en est la
conséquence : au contraire, la souffrance des
nerfs des organes de la vie intérieure, semble
remonter vers leur origine, c'est-à-dire vers le
point de la moëlle épinière qui établit la com-
munication entre les viscères et l'encéphale ;
on sait que, dans l'un et l'autre cas, les symptômes se font remarquer ailleurs que là où est
réellement la maladie, et où, par conséquent,
le remède topique doit être appliqué : c'est
une source d'erreurs qui n'est pas connue de
tout le monde.

D'après les idées de l'immortel Bichat, on
devrait toujours donner le nom de *névroses* aux
maladies des nerfs, des viscères, et réserver
la dénomination de Chaussier (*névralgie*), à la
douleur des nerfs qui partent du cerveau et
de la moëlle épinière, en distinguant avec
M. Martinet, l'affection de la substance nerveuse, de l'inflammation particulière au tissu
qui lui sert d'enveloppe (*névrite*).

En médecine pratique, ces distinctions sont
loin d'être trop subtiles ; puisque les mêmes
moyens ne sont pas applicables à ces différens cas, et que souvent les remèdes qui

réussissent le mieux dans une circonstance, deviennent nuisibles dans toute autre.

15.ᵉ *Observation.*

Névralgie.

Dans la nuit du 11 décembre 1824, Mˡˡᵉ P...,
à l'occasion d'un incendie , éprouva une
grande frayeur, une agitation, des tremble-
mens dans tout le corps ; les règles parurent
sans être attendues. Le lendemain , faiblesse,
dégoût insurmontable pour les alimens, maux
de cœur , vertiges , abattement de toutes les
facultés physiques et morales : cet état dura
huit jours, après quoi elle eut une défaillance ;
on l'emporta dans son lit , d'où elle ne sortit
que cinq mois après ; une douleur éclata d'a-
bord dans toute la partie droite de la tête et
du tronc. Elle suivait manifestement le trajet
de la portion dure de la septième paire nerveuse. La douleur était plus violente encore à
la partie postérieure de la tête , à la nuque ,
derrière l'épaule droite, où elle était circons-
crite dans les limites du muscle trapèze. Ces
parties étaient rouges , tuméfiées , sensibles
au toucher. Enfin d'autres douleurs partant
toujours de la tête, descendaient au col, au
sternum , le long des côtes du côté droit ;

elles gênaient la respiration, au point d'ef-
frayer la malade, souvent elles l'arrêtaient
tout-à-coup. Alors on remarquait des anxiétés
inexprimables. Toujours les inspirations
étaient courtes, incomplètes, entrecoupées ;
la parole brève, le teint pâle, la température
du corps peu élevée, excepté dans les endroits
douloureux, et les pulsations du cœur si rares, que le pouls ne battait que trente-quatre
à-trente-six fois par minute, ce qui paraîtra
sans doute extraordinaire. L'épigastre était
douloureux aussi, et l'estomac repoussant
constamment les boissons et les alimens, re-
jetait presque tout ce qui était introduit. Telle
était la déplorable situation de Mlle P.... au
mois de janvier 1825. Elle resta la même jusqu'au mois de juin suivant, et l'on peut se
faire une idée de la faiblesse, de la maigreur, et de l'accablement moral qui en fut
la suite. Pendant tout ce temps, divers moyens
successivement employés procurèrent fort peu
de soulagement. Quelques linimens stupéfians
et antispamodiques parurent faire du bien ; le
sulfate de quinine à l'intérieur, les extraits
narcotiques, les préparations de fer, les jus
d'herbes, etc., etc., n'obtinrent aucun succès :
parmi les révulsifs, le moxa appliqué sur la
nuque à diverses reprises, eut seul de l'effi-

cacité ; mais le retour de la belle saison fut plus avantageux que tout le reste, et procura quelque mieux être.

Sur la fin du mois d'août 1825, Mlle P.fut transportée aux bains de Guillon ; elle supporta mal la voiture. L'augmentation des douleurs exigeant d'extrêmes précautions, le traitement dut se borner à quelques demi-verrées. d'eau de la source, bues dans le courant de la journée, et la malade s'en trouva assez bien pour hasarder, sans inconvénient, quelques alimens de plus ; quand les forces le permirent, le bain et la douche furent essayés. Nous ne ferons pas l'énumération de tous les soins, de toutes les précautions, qu'il fallut apporter dans l'administration de ces moyens.

Les résultats du traitement furent, 1.º une diminution notable de toutes les douleurs ; 2.º une plus grande régularité dans l'exercice des fonctions respiratoires et circulatoires, puisque le cœur, au lieu de trente-six pulsations, en donnait quarante-cinq, cinquante, à la minute ; 3.º une augmentation des forces, de meilleures digestions, et le retour de l'espoir et de la gaîté.

L'année suivante, Mlle P. fut ramenée aux bains ; les froids de l'hiver précédent avaient déterminé une rechute incomplète, les douleurs qui revenaient par élans, occasionnaient des concentrations de chaleur et des spasmes dans les parties affectées : ces accidens redoublaient à l'approche des règles, toujours peu abondantes, et se montraient à des intervalles périodiquement trop rapprochés.

L'emploi des mêmes moyens fut encore plus avantageux que la première fois.

Nous apprenons avec satisfaction que l'hiver dernier n'a pas fait perdre à Mlle P. le fruit de son traitement.

16.e *Observation.*

Palpitations nerveuses.

Le jeune Verdenet, serrurier, éprouvait depuis long-temps des palpitations de cœur qui l'obligèrent à quitter ses travaux, et à entrer à l'hôpital de Baume. Plusieurs médecins le croyaient affecté d'un anévrisme du cœur. En 1823, il fut envoyé à Guillon pour s'y faire guérir de quelques dartres qui occupaient la peau des membres inférieurs. Les genoux étaient en effet tuméfiés, croûteux et en suppuration ; mais ce qui l'inquiétait par-dessus tout, c'était la douleur sous-sternale, l'oppression et les palpitations qu'il éprouvait en marchant, en montant une côte, etc.

Dans cet état fâcheux, il but l'eau de Guillon à la dose de plusieurs litres par jour, et
et prit soixante-douze bains. D'abord les dartres s'effacèrent et disparurent, comme on devait s'y attendre ; mais les bons effets du traitement furent plus remarquables encore sur
la marche de l'affection du cœur ; en même
temps que la peau se nettoyait, que le tissu
cellulaire sous-jacent se dégorgeait, l'oppression diminuait peu à peu, et Verdenet n'é-
prouvait presque plus de palpitations. Au
bout de trois mois enfin, il fut si bien guéri,
qu'au lieu de rentrer à l'hôpital, il put repren-
dre immédiatement l'exercice de sa profes-
sion.

Il n'y a point eu de rechute.

17.ᵉ *Observation.*

Hystérie.

Un autre sujet offrait des symptômes
qu'on attribuait à l'existence d'un anévrisme
du cœur porté au plus haut degré. C'était une
fille de R. (*Doubs*), alors tourmentée par des
accidens hystériques fort graves. Chez elle la
menstruation offrait des anomalies singulières,
et quoiqu'à peine âgée de trente et quelques

années , on aurait pu croire qu'elle était à l'é-
poque critique. Palpitations presque conti-
nuelles, augmentant au moindre mouvement ;
étouffemens portés quelquefois jusqu'à la défaillance, anxiétés inexprimables ; d'autrefois
distension presque subite de l'abdomen , par
des gaz qui disparaissaient bientôt après, sans
être expulsés par aucune des voies ordinaires ;
enfin , sensibilité extrême de l'épigastre , douleurs circonscrites tantôt sur une des tempes,
tantôt sur le sommet du crâne , etc., etc. Tels
étaient quelques-uns des phénomènes carac -
téristiques de cette affection , qu'une foule de
voisins pressés au tour du lit de la malade ,
trouvaient digne de leur compassion ou de leur
curiosité. La saignée employée par M. G., et
quelques remèdes pharmaceutiques n'ayant
pas obtenu le succès désiré , on conseilla quelques antispasmodiques fétides , et les bains
domestiques , précédés de quelques sangsues
à la vulve. Ces moyens procurèrent un soulagement assez prompt ; mais les palpitations
et les autres mouvemens nerveux qui avaient
été fort mitigés, revenant encore de temps en
temps, surtout vers le soir , on engagea la
malade à se procurer quelques bouteilles d'eau
de Guillon pour en faire sa boisson ordinaire.
Alors les plus heureux changemens ne tar-

dèrent pas à se manifester, *les règles reparurent,*
et l'on vit dès ce moment les mouvemens du
cœur se régulariser, et les spasmes du canal
intestinal cesser comme par enchantement.

En moins d'un mois la santé de cette fille
fut entièrement rétablie.

Maladies de la peau.

On en a beaucoup observé à Guillon. Les
dartres, les teignes et les gales sont les
plus communes. L'eau minérale en a guéri
qui avaient résisté à tous les autres remèdes. Quand il y a eu des rechutes , elles
ont eu pour causes ordinaires l'impatience où
sont certains malades d'abandonner trop tôt
leur traitement, et l'erreur où ils sont , de se
croire délivrés du moment qu'ils voient leur
peau se nettoyer. Cette conduite est préjudiciable à un grand nombre de baigneurs. Il faut
qu'ils se persuadent que la dartre la plus
légère en apparence n'est point une maladie locale. Cette éruption n'est le plus souvent que le symptôme d'un vice général,
qui, pour être corrigé, exige des modifications profondes dans la constitution actuelle
et dans l'exercice des principales fonctions.
Ces changemens, on le sent bien, ne peuvent
pas toujours être obtenus ; et quand ils peu-

vent l'être, l'expérience prouve que les succès
durables ne sont que le résultat des soins, du
régime, et des remèdes administrés et suivis
d'une manière régulière et soutenue.

18.ᵉ *Observation.*

Gale contagieuse.

M. V., Percepteur à B. (5o ans), brun,
bilieux, actif, robuste, accoutumé à des
veilles qui, depuis quinze ans, le privaient,
disait-il, de presque tout repos, entre le 7
juillet à l'établissement de Guillon. M. V. est
depuis plusieurs mois porteur d'une gale
communiquée par un domestique. L'affection
est générale, les boutons sont rouges, peu
élevés, mais si nombreux et si rapprochés
qu'ils semblent se confondre. La démangeaison est insupportable, elle agite les nuits, et
rend l'insomnie plus fatigante encore. (Tous
les matins bains d'une heure, lotion générale dans l'après-midi, à l'aide d'une éponge.
Quatre litres d'eau minérale pour boisson en
24 heures.)

Le 14 juillet, le malade a pris six bains,
et pratiqué autant de lotions. L'effet du traitement tient du prodige. La peau, déjà,

a repris son aspect naturel. Plus de boutons de gale, plus de démangeaison, et ce qu'il y a de plus heureux, c'est que l'insomnie habituelle a cessé. Le 21 juillet le percepteur de B. est rendu à ses fonctions, en pleine santé et après onze bains.

19.ᵉ *Observation* (communiquée).

Gale répercutée.

M. B., de Rans, près Lisle-sur-le-Doubs, à l'âge de 25 ans, éprouvait depuis quatre mois des douleurs de poitrine qui faisaient craindre une phthisie prochaine. Les fonctions de l'estomac languissaient, et le malade était plongé dans la mélancolie la plus profonde. Comme sa maladie datait de l'époque où il avait répercuté une gale qu'il avait rapportée d'Amérique, les professeurs Rougnon et Tourtelle qu'il consulta, lui conseillèrent l'usage des eaux de Guillon. Elles furent en conséquence administrées pendant quinze jours. Dès le huitième, le malade fut délivré de ses douleurs de poitrine. (*Voy. obs.* 10.) Cet heureux évènement fut signalé par l'apparition d'une éruption cutanée générale, dont la suite du traitement l'a prompement guéri. Cette poussée , qu'il n'est point rare d'observer chez nos baigneurs , fit la crise de la maladie.

20.ᵉ *Observation.*

Dartre humide (*squammeuse humide,* Alibert.) , compliquée de pheumonie chronique.

M. C., capitaine en retraite (45 ans), d'un tempérament à la fois bilieux et lymphatique , vint à Guillon il y a quelques années , pour se traiter d'une affection dartreuse qui occupait principalement les jambes , soule - vait l'épiderme en lames plus où moins étendues , et laissait à nu la surface du corps muqueux de la peau, d'où sortait continuellement une humeur âcre et corrosive , qui déterminait de nouvelles irritations sur les points circonvoisins. La peau était rouge , tuméfiée, brûlante , d'un prurit insupportable, suivi d'atroces cuissons qui laissaient peu de repos au malade.

Cette dartre avait été précédée d'une affection semblable , qui , quelques mois auparavant , avait occupé le bras gauche , et la production de celle-ci paraissait avoir été causée par l'écoulement abondant d'un cautère établi dans la vue de s'opposer aux

progrès dangereux d'une affection de poitrine déjà ancienne. En effet le malade était
habituellement oppressé ; il avait deux fois
expectoré du sang , depuis qu'il était revenu
de l'armée , et la percussion rendait encore
un son mat dans plusieurs points du thorax.
Cet enchaînement de causes et d'effets aurait
pu remonter plus haut encore , d'après les
conjectures suggérées par certaines cicatrices
qu'on remarquait au-dessous de la branche
horizontale de la mâchoire inférieure , et qui
annonçaient que les ganglions lymphatiques
avaient autrefois suppuré. Au moins était-il
évident que quelque vice des poumons oppo-
sait un obstacle aux fonctions de ces organes.
Le teint blême, la légère bouffissure des chairs,
la difficulté de respirer, etc. , indiquaient
assez que l'exhalation pulmonaire s'opé-
rait mal et incomplétement. De là une al-
tération nécessaire dans l'état des humeurs ...
de là l'œdème, la pâleur ; de là peut-être
enfin les éruptions herpétiques.

Quoi qu'il en soit , nos conjectures nous
portaient à croire que la manière d'agir de
l'eau de Guillon serait très-favorable à la guérison de ce cas, et nous eûmes la satisfaction
de voir le succès surpasser nos espérances.
Chaque matin un bain d'une heure , et cha-

que jour deux ou trois litres de boisson , suffirent non seulement à faire disparaître
l'affection dartreuse et à mettre la santé générale en beaucoup meilleur état, mais encore à préserver jusqu'à ce moment M. C.
de toute affection de ce genre.

21.ᵉ *Observation.*

Dartre croûteuse (*crustacée* Alibert.).

Une affection qui présentait quelque analogie avec celle que nous venons de décrire ,
mais que nous n'avons pu observer nous-
même , attira à Guillon M.*** négociant à
Besançon; c'était en 1822. Les jambes étaient
fort tuméfiées, des croûtes en occupaient
toute la circonférence. Lorsque celles-ci se
détachaient , elles étaient remplacées par un
suintement des plus incommodes. Le malade
ne pouvait marcher. Il baigna toute une saison , revint l'année suivante , et fut parfaitement guéri.

22.ᵉ *Observation.*

Dartre croûteuse de la face.

Depuis plusieurs mois , le jeune B. , âgé

de 17 ans , brun et d'un tempérament bilieux , avait les joues, le menton et autres
parties du visage couvertes de croûtes dartreuses jaunâtres , épaisses et dures, qui
formaient une espèce de masque fort hideux ,
au milieu duquel les lèvres , le nez et les
paupières seulement restaient intactes. Ar-
rivé à Guillon le 15 juillet 1826 , il baigna
jusqu'au 30 , sans interruption , et but tous
les jours plusieurs bouteilles d'eau sulfureuse.
A l'aide de ces moyens, la chute successive
des croûtes ne se fit pas long-temps attendre.
Des lotions d'eau minérale , et ensuite quelques onctions de cérat, achevèrent de rendre
à la peau toute sa souplesse et sa fraîcheur
primitives. Après huit jours de traitement,
l'état de la langue et des fonctions digestives paraissant l'exiger, on prescrivit un purgatif, et comme il ne produisit que peu d'effet, on en conseilla un second quelques
jours après, ce qui parut hâter les progrès
de la cure.

Nous nous sommes assuré qu'il n'y a
point eu de rechute. (20 mai 1827.)

23.ᵉ *Observation.*

Dartre furfuracée générale.

Au commencement du mois de juillet
(1826) M. P. vint à l'établissement, cou-
vert d'une dartre qui avait envahi toute l'habitude du corps.

Cette maladie, extrêmement ancienne,
s'était montrée rebelle à plusieurs traitemens
antécédens. Les conseils des plus célèbres
médecins de la capitale, les soins du professeur Alibert, aidés de toutes les ressources
de l'établissement de Saint-Louis, rien n'avait
pu effacer la cause opiniâtre de cette affection, qui toujours se reproduisait avec
une nouvelle furie. A son arrivée, la peau
rude, sèche, et considérablement épaissie,
rappelle à l'imagination celle de certains
pachydermes, et peut se comparer à une
écorce grossière. Elle est hérissée d'une infinité de petits boutons formant, par leur ré-
union, d'énormes plaies d'un rouge violacé.
Du sommet de ces boutons se détachent d'in-
nombrables écailles, sans cesse enlevées et
sans cesse renaissantes. Le cuir chevelu en
est rempli. A la partie externe des mem-

bres , où les dartres ont commencé à paraître , la peau est encore plus épaisse et
plus inflexible que partout ailleurs. (Un
bain matin et soir, quatre litres d'eau minérale dans la journée , régime végétal.)

Le 9 juillet, le malade a déjà pris une dou-
zaine de bains. La peau commence à peine à
s'assouplir, les rougeurs sont toujours vives,
chaque bain opère une desquammation ,
mais l'épiderme , bientôt régénéré , se détache
tous les soirs en furfures. L'extrême densité
du derme , et l'activité avec laquelle les écailles épidermiques se reproduisent , exigent
l'emploi d'une pommade épispastique , dont
l'effet sera de mettre à nu le siége des dartres ,
avant d'entrer au bain. (Bain à 35 degrés,
prolongé deux heures chaque matin , et répété
le soir ; même régime.)

Le 13 juillet. La peau , devenue un peu
souple , se laisse manier ; les plis qu'elle
forme, lorsqu'on la pince , sont moins épais,
les rougeurs sont moins vives. Depuis quelques jours une éruption d'une infinité de
boutons vésiculeux et remplis d'une humeur
jaunâtre , s'est fait remarquer sur toute l'habitude du corps. — Cette *poussée* a causé des
démangeaisons ; quelques furoncles ont paru ;
on remarque encore deux taches hépatiques

sur les bras, (continuation de la pommade et des mêmes moyens.)

Le 21 juillet, le malade se trouve sensiblement mieux, les rougeurs s'effacent, la peau devient de plus en plus souple, et se nettoie peu à peu, surtout sur les régions antérieures du tronc, en dedans des bras, des cuisses, etc·; mais comme les progrès vers la guérison sont très-lents, on se décide à renforcer l'énergie de l'eau minérale, par l'addition de deux onces d'hydrosulfate de potasse, dans chaque bain.

Le 29 juillet, le mieux continue, on persiste dans les mêmes moyens de traitement. Le 4 août, M. P. a pris dix bains additionnés d'hydrosulfate de potasse, et quarante d'eau minérale pure. La guérison semble se préparer, les boutons, les plaques, qui cuirassaient en quelque sorte la peau du dos, des membres, etc., ont pâli et s'effacent, les démangeaisons sont presque nulles, cependant le derme, depuis si long-temps malade, reste encore plus épais et plus dense qu'à l'état sain. L'irritation qui, depuis tant d'années, en fait le terme d'une fluxion habituelle, y a appelé un surcroît de nutrition qui constitue vraisemblablement une espèce de vice organique incurable.

Au reste la santé générale de **M. P.** n'a
éprouvé aucun dérangement, malgré la sévérité du régime et du traitement qu'il a subis;
seulement la chaleur élevée du bain, la quantité d'eau minérale qu'il a bue, et l'exercice
auquel il s'est livré pendant son séjour à
Guillon, en provoquant des sueurs copieuses,
lui ont fait perdre une partie de ses forces et
de son embonpoint.

M. P. quitte l'établissement le 15 août; il
a été considérablement soulagé, et en apparence presque guéri; mais nous pensons qu'il
n'est pas à l'abri de rechute, et nous lui avons
exprimé nos craintes à cet égard.

Rhumatisme.

Lorsque les douleurs rhumatismales sont
assez fortes pour déterminer de la fièvre, il
ne serait pas prudent de prendre les eaux sulfureuses, dont l'activité trop grande pourrait
alors occasionner un surcroît de souffrances;
mais, dans les nuances chroniques, elles ont
toujours été d'une grande utilité, et ont obtenu des effets aussi prompts que salutaires.

24.ᵉ *Observation.*

En 1826, **M.** le curé de **C.**, vieillard de

62 ans , portait depuis long-temps déjà des
douleurs rhumatismales qui alternaient , de
l'épaule à la cuisse et *vice versá*. Les précautions
ordinaires en pareil cas , et le régime qui suivait restant sans effet , il se transporta à Guillon pour s'y traiter , il ne fit rien autre chose
que baigner pendant quinze jours , et fut guéri.

25.e *Observation.*

M.lle C. de B. (28 ans) , jouissait d'une
bonne santé , sauf une douleur de rhumatisme , qui, par une cause inconnue , lui était
survenue au bras et à l'épaule du même côté;
ce n'était qu'avec peine quelle se servait de
ses doigts ; les mouvemens d'élévation du
bras et de son avant-bras étaient impos-
sibles. La malade prit vingt bains d'eau de
Guillon et trois douches , qui la délivrèrent de
ses douleurs, et lui rendirent , dans toute sa
plénitude , l'usage du membre malade.

Cette cure s'est opérée en 1823.

26.e *Observation.*

Impotence musculaire compliquée.

Il existe au village de Guillon un individu
nommé Pellier, qui, à l'âge de quinze ans , à

la suite d'une répercussion de transpiration,
tomba tout-à-coup malade; il eut d'abord une
diarrhée abondante qui épuisa une grande
partie de ses forces ; le ventre enfla, l'hydropisie se déclara, et le remède banal, qui con-
siste à faire prendre une forte infusion d'é-
corce de sureau dans du vin blanc, fut donné
à plusieurs reprises ; à la vérité les symptômes
de l'hydropisie disparurent; mais la soif, la
fièvre et tous les autres signes des inflammations jusque là méconnues, augmentèrent,
comme c'est l'ordinaire en pareil cas. Alors
les progrès du mal furent effrayans. Le malade ne mangeait plus, et s'affaiblissait de jour
en jour davantage. Etendu sur son grabat, et
dans l'impossibilité d'en sortir, il fut à la fin
perclus de tous ses membres, et condamné à
végéter plutôt qu'à vivre. Cette misérable
existence se prolongea ainsi huit années entières, sans qu'on imaginât qu'il pût y avoir
des moyens de soulagement. Ce n'est qu'a-
près ce temps, qu'entendant parler des cures
qui s'opéraient à quelques centaines de pas de
sa chaumière, le malheureux Pellier s'avisa
de demander à MM. Pouillet la permission
de prendre les eaux de leur source sulfureuse.
Alors sa sœur, de qui nous tenons ces renseignemens, le chargea sur ses épaules et l'em-

porta aux bains ; la maladie avait tout fait pour
alléger le fardeau. Dans ce temps-là un point
de côté et de la toux s'étaient ajoutés aux
autres symptômes, on croyait cet homme
phthisique et perdu sans ressource, il était
tellement incapable de faire usage de ses membres, qu'on le voyait ramper sur le sable pour
tâcher de changer d'attitude ; heureux quand
il pouvait y parvenir. Le croira-t-on, cependant? après trois bains, déjà une métamor-
phose s'était opérée : Pellier n'avait plus besoin de sa sœur pour changer de place, et les
habitans de Guillon, surpris, le virent dès le
troisième jour revenir au village seul et sans
autre secours que l'appui de deux béquilles.....,

Une fois debout, Pellier sentit de jour en
jour ses forces renaître ; et dès-lors cet in-
fortuné qui, auparavant, était obligé d'attendre
les secours généreux des personnes charita-
bles, a pu s'occuper d'utiles travaux, et tirer
parti d'une vie si long-temps à charge aux autres et à lui-même.

Aujourd'hui Pellier est âgé de 29 ans, il
emploie son temps à confectionner des us-
tensiles d'osier, dont sa sœur lui procure le
débit.

27.ᵉ *Observation.*

Une cure presqu'aussi remarquable s'est
opérée en 1820, sur la personne d'un ecclé-
siastique , desservant la paroisse de M.***
(Doubs) ; il était à peu près perclus de ses
membres inférieurs. Lorsqu'il était assis , on
le voyait toujours employer ses deux mains
pour soulever l'un de ses genoux et le porter
sur l'autre ; s'il voulait changer cette attitude,
il fallait que les membres supérieurs vinssent
encore au secours des inférieurs. Du reste il
ne pouvait faire un pas qu'à l'aide de béquilles, et cet état de choses durait depuis
plusieurs années, lorsqu'il vint essayer l'u-
sage des bains de Guillon. Le traitement eut
d'heureux et prompts succès , trois bains rendirent d'abord le degré de souplesse et de
force nécessaire pour monter quinze marches
de l'escalier des bains. Agréablement surpris de ce résultat, M. le curé ne manqua
pas d'insister sur le remède qui l'avait si
promptement soulagé de ses infirmités , et
l'avenir a justifié ses espérances. Depuis, nous
avons vu souvent ce respectable pasteur
marcher dans les rues, un simple bâton à la
main.

28.ᵉ *Observation.*

Mademoiselle R. ne se soutenait qu'avec le secours d'un bras étranger ; alors seulement elle pouvait hasarder quelques pas. Elle prit quinze bains et six douches à Guillon, en 1824, et put dès ce moment marcher seule.

29.ᵉ *Observation.*

M.ᵐᵉ V. Dupuits prit treize bains en 1826. Un rhumatisme articulaire invétéré, dont les douleurs avaient été d'abord très-aiguës, avait à la longue occasionné l'anchylose des principales articulations, et la rétraction des muscles fléchisseurs des membres ; quoique son traitement ait été beaucoup trop court, elle n'obtint pas moins un mieux être sensible, puisque en quittant ces bains, elle pouvait se baisser, se mouvoir, et marcher beaucoup plus aisément qu'auparavant.

3o.ᵉ *Observation.*

Inflammation des articulations.

Une pauvre fille de Luxeuil s'est présentée

deux années de suite à l'établissement de
Guillon, réclamant par charité l'usage des
douches, dont elle avait déjà éprouvé un
grand soulagement. Chez cette fille, les apparences extérieures de la santé contrastaient
avec l'expression de douleur qui altérait les
traits de son visage. Au commencement de
la saison 1826, elle ne pouvait mouvoir les
articulations des hanches, des épaules, des
genoux, etc., qu'avec une extrême difficulté,
à cause des douleurs qu'elle y ressentait. Ces
symptômes paraissaient entretenus par une
inflammation chronique des tissus articulaires, et par un commencement de ramollis-
sement des parties dures qui participaient à
l'inflammation. Les eaux ne l'ont pas guérie ;
mais, en diminuant considérablement ses
souffrances, elles lui ont du moins rendu
la faculté de marcher, et de travailler à certains ouvrages qui n'exigent que peu de
force et d'adresse.

31.e *Observation.*

Luxations, entorses.

La douche et les bains d'eau minérale sulfureuse ont été utiles dans plusieurs cas de
douleurs et de difficulté, dans les mouve-

mens articulaires, par suite d'entorses et
de luxations. Attaché depuis peu de temps
encore à l'établissement de Guillon, nous
n'avons pu en recueillir nous - même les observations; mais entr'autres guérisons, on cite
celle d'un jeune homme de V., qui, en 1822,
se fit conduire aux bains ayant un pied
tuméfié et douloureux, surtout près de la
malléole externe. On dit que, depuis plusieurs mois, ce jeune homme s'était fait
une violente entorse. Mais le traitement fit
disparaître en assez peu de temps la douleur et le gonflement qui l'empêchaient de
s'appuyer sur les parties malades, et, au
bout de quinze jours, il put se mettre en
route à pied pour regagner ses foyers.

Les observations précédentes établissent
sur des faits irrécusables les assertions que
nous avons avancées plus haut. C'est d'après
ces faits, qui se sont passés sous nos yeux,
ou que nous avons vérifiés par les témoignages les moins suspects, que nous pouvons
maintenant affirmer que l'eau minérale de
Guillon, utile dans un grand nombre d'affections chroniques, convient particulièrement :

1.º *Dans les maladies des systèmes sanguin , lymphatique et nerveux ,* lorsque , par la longueur et l'habitude de la souffrance , on a vu l'irritabilité et la réaction inflammatoire diminuer dans les parties affectées.

2.º *Dans les engorgemens et obstructions indolentes des glandes et des viscères; les catarrhes chroniques* de l'estomac, de la vessie, de la matrice; *les cas de menstruations difficiles ; les douleurs néphrétiques, la gravelle , la goutte , etc.*

3.º *Dans les maladies de la peau.*

4.º Enfin *dans celles de l'appareil loco-moteur,* provenant de rhumatismes , engorgemens des articulations par suite de coups , de chutes , d'entorses ou de luxations , etc. , etc.

A ces effets de l'eau minérale , ajoutons ceux qui dépendent du changement de localités , de l'air , des objets de régime , des habitudes nouvelles , etc. , et nous concevrons l'immense influence de toutes ces causes sur l'ensemble de la constitution organique et sur la marche des maladies.

ARTICLE CINQUIÈME.

Précautions à prendre de la part des malades.

Les baigneurs se conforment assez scrupuleusement à l'habitude où l'on est généralement de n'entrer au bain que lorsque la digestion est achevée. Nous ne pouvons qu'applaudir à cette sage précaution , principalement recommandable aux sujets pléthoriques , disposés aux vertiges, à l'oppression ; à ceux qui, naturellement débiles, ou affoiblis par les maladies,ne peuvent supporter aucune impression nouvelle un peu considérable , sans risquer de compromettre le travail digestif.

Cependant il est des cas où cette règle de conduite souffre des exceptions. Sans parler de l'exemple cité par *Galien* , d'un homme qui ne pouvait digérer que lorsqu'il était dans un bain , nous voyons tous les jours des personnes avoir l'habitude d'y prendre toutes sortes d'alimens , sans qu'il en résulte le moindre inconvénient. Nous nous sommes nous même assuré plus d'une fois que le bain tempéré convenait après le repas à des individus de l'un et l'autre sexe, dont les viscères irritables ne pouvaient accomplir leurs fonctions sans difficulté ou sans douleur.

On devrait même recommander l'usage de quelque aliment ou de quelque boisson aromatique, aux personnes dont les sens délicats sont importunés de l'odeur de l'eau la plus pure, au point d'éprouver du dégoût et des nausées. Au reste l'eau de Guillon n'a jamais, à notre connaissance, donné lieu à ces accidens, et c'est peut-être encore là un de ses caractères distinctifs.

Un malade qui se trouverait fatigué ou affaibli par l'usage du bain, devrait en suspendre l'emploi pendant un jour ou deux.

Le temps de la menstruation chez les femmes exige la même précaution, à moins que les règles ne soient incomplètes, ne coulent avec difficulté, et ne pèchent par défaut d'abondance. Dans ce dernier cas le bain, loin d'être nuisible, a été constamment utile.

L'existence d'une inflammation aiguë, est toujours une contre-indication manifeste à l'usage des bains, des douches et de la boisson d'eau minérale, dont l'activité devien-

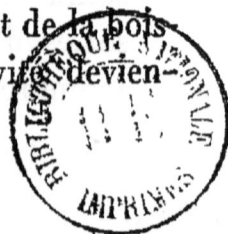

drait alors plus ou moins dangereuse. Il en
est de même lorsqu'on observe des symptômes évidens d'irritation nerveuse, de pléthore
sanguine, ou d'embarras des premières voies.
Dans ces circonstances, il est nécessaire que
l'administration de l'eau minérale soit précédée des moyens les plus propres à dissiper
ces mauvaises dispositions. En agissant autrement, on s'exposerait à les voir s'aggraver.

On conçoit, par exemple, que si quelque
baigneur d'un tempérament sanguin, et offrant des signes de pléthore, éprouvait des
pesanteurs et des douleurs de tête accompa-
gnées de vertiges, il serait indispensable de
faire précéder le bain général de l'emploi de la
saignée ou de l'application des sangsues. Des
compresses ou des affusions d'eau froide sur
la tête, seraient utiles, s'il était survenu un
évanouissement, etc. Nous n'avons pas été
témoins de pareils accidens à Guillon ; mais
il n'a pas été très-rare, au bout de huit à dix
jours de traitement par l'eau minérale, de
voir arriver de la constipation, de l'inappé-
tence et autres signes d'un léger embarras
intestinal. Un doux minoratif, ou simple-
ment quelques clystères, ont alors suffi pour
rétablir l'équilibre des fonctions. On a vu
aussi des dartres très-étendues, très-invété-

rées, exiger le secours des purgatifs et autres
remèdes. On a même été obligé quelquefois
d'augmenter l'énergie et l'efficacité de l'eau
minérale, par l'addition de certaines préparations sulfureuses, alcalines, etc. Mais il est
vrai de dire que ces moyens auxiliaires, di-
rigés contre des affections très-rebelles, n'ont
pas obtenu toujours les succès désirés. Trop
souvent le mal qui n'avait été que pallié,
s'est reproduit quelque temps après la cessa-
tion des remèdes.

Une des causes qui occasionne le plus de
rechutes, c'est le peu de durée de la cure. On
rencontre, surtout dans les classes peu éclai-
rées, des personnes qui veulent à toute force
être guéries, en quelques jours, de maladies
chroniques avec lesquelles elles ont en quelque sorte vieilli. Si l'évènement vient à trom-
per leur attente, elles ne manquent pas de se
décourager et de renoncer à tout traitement.
Rien n'est plus déraisonnable ; aucun remède
n'est capable d'opérer les miracles qu'elles
désirent ; et l'on ne saurait trop le leur ré-
péter, ne fût-ce que pour mettre en garde
leur crédulité contre les promesses menson-

gères et les remèdes dangereux. Qu'elles se
persuadent donc d'une vérité reconnue de
tous les bons observateurs, c'est que, pour
guérir les vieilles infirmités, « *il ne faut rien
moins que changer entièrement la constitution, ou
donner une nouvelle tournure au tempérament* »
(Bordeu, *Traité des maladies chroniques*).
Chose assurément, toujours remplie de difficultés, supposé qu'elle soit encore possible,
et qui, dans tous les cas, ne pourrait jamais
être l'affaire d'un jour ou d'une semaine.

On peut en général, admettre que le terme
de quarante jours n'est jamais trop court
pour la cure radicale d'une affection qui,
comme une dartre, par exemple, dépend
toujours d'un vice constitutionnel, dont, aux
yeux du médecin, elle n'est plus que comme
l'enseigne, ou le symptôme local. La goutte,
la gravelle, le rhumatisme, et beaucoup
d'autres symptômes chroniques, sont dans le
même cas, puisque, bien que circonscrits
quelquefois sur des parties peu étendues, ils
n'en dépendent pas moins d'une disposition
organique très-difficile à changer. Il est au
reste impossible, on le sent bien, d'assigner

un terme précis au traitement des maladies ;
les causes variables de leur développement,
la nature des tissus affectés, l'importance des
organes compromis, et une foule d'autres circonstances dépendant des localités, des dispositions individuelles, etc., nous expose-
raient, sans cesse à des mécomptes.

Nous ne dirons rien du régime, des exercices, du choix des alimens etc., bien que ces
objets soient très-importans à considérer.
Mais qui ne voit d'abord à combien d'exceptions seraient sujettes les règles générales que
nous pourrions tracer à ce sujet? Quelle
théorie peut-on invoquer, lorsqu'il s'agit des
goûts, des instincts organiques, des habitudes, et de tant d'autres nécessités, auxquelles
le médecin, ministre et interprète de la nature, est toujours obligé d'infléchir? A cet
égard, tout ce qu'on doit conseiller, dans l'intérêt du traitement, c'est de *favoriser autant
que possible l'absorption du remède;* et l'on y par-
viendra par des exercices convenablement
proportionnés aux forces, par l'attention de
se modérer à table, et de ne point surchar-
ger les organes digestifs de tout autre liquide,

lorsqu'on doit boire l'eau minérale. Celle-ci
sera prise par petites verrées, répétées plus
ou moins souvent, surtout dans le cours de la
matinée, ayant soin de ne pas brusquer l'estomac, et d'attendre toujours que la première
dôse ait passé avant de prendre la seconde etc.
C'est ainsi qu'on arrivera successivement et
sans fatigue, à boire un et même plusieurs
litres de cette eau dans un jour.

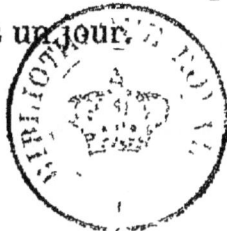

PRIX DE L'ÉTABLISSEMENT.

Chambre , par jour.	1 f.	» c.
Dîner à table d'hôte.	1	75
Souper, *idem*.	1	25
Potage.	»	5o
Boisson d'eau minérale { quand on baigne. . .	»	10
quand on ne baigne pas.	»	3o
Douche ordinaire.	1	10
Bain.	1	10

Le linge pour les bains se paie à part.

www.ingramcontent.com/pod-product-compliance
Lightning Source LLC
Chambersburg PA
CBHW071212200326
41519CB00018B/5481